CB018527

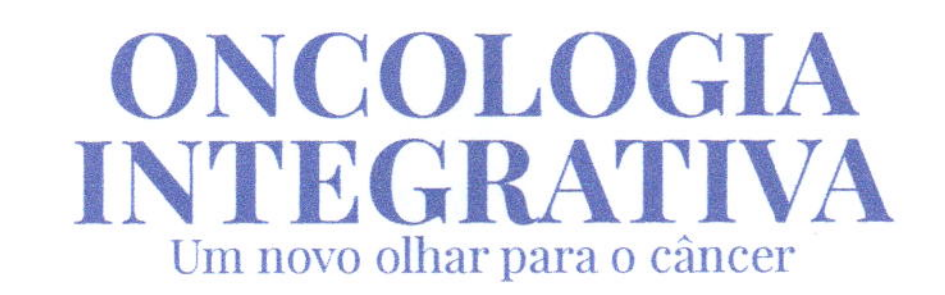
ONCOLOGIA
INTEGRATIVA
Um novo olhar para o câncer

ONCOLOGIA INTEGRATIVA

Um novo olhar para o câncer

EDITORES

VIVIAN C. SANTOS COSKI DE MELO

IGOR RENATO L. B. DE ABREU

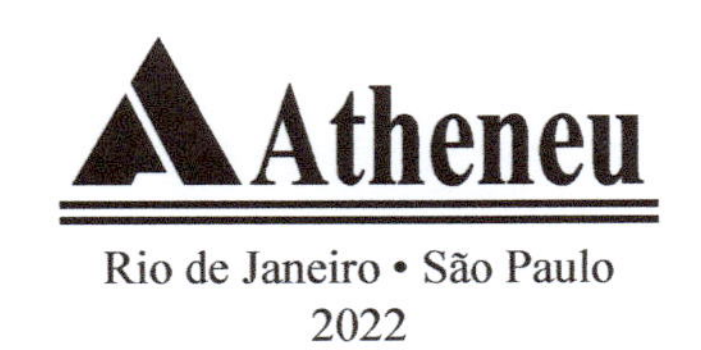

Rio de Janeiro • São Paulo

2022

EDITORA ATHENEU

São Paulo	—	*Rua Avanhandava, 126 – 8º andar*
		Tel.: (11)2858-8750
		E-mail: atheneu@atheneu.com.br
Rio de Janeiro	—	*Rua Bambina, 74*
		Tel.: (21)3094-1295
		E-mail: atheneu@atheneu.com.br

CAPA: Equipe Atheneu
PRODUÇÃO EDITORIAL/DIAGRAMAÇÃO: Villa d'Artes

CIP-BRASIL. CATALOGAÇÃO NA PUBLICAÇÃO
SINDICATO NACIONAL DOS EDITORES DE LIVROS, RJ

O67
2. ed.

Oncologia integrativa : um novo olhar para o câncer / editores Vivian C. Santos Coski de Melo, Igor Renato L. B. de Abreu ; [colaboração Adeli Lino Alfano ... [et al.]]. - 1. ed. - Rio de Janeiro : Atheneu, 2021.
172 p. ; 21 cm.

Inclui bibliografia e índice
ISBN 978-65-5586-285-0

1. Medicina integrativa. 2. Oncologia. 3. Câncer - Pacientes - Cuidado e tratamento. 4. Bem-estar. 5. Qualidade de vida. I. Melo, Vivian C. Santos Coski de. II. Abreu, Igor Renato L. B. de. III. Alfano, Adeli Lino.

21-71776

CDD: 616.994
CDU: 616-006

Leandra Felix da Cruz Candido - Bibliotecária - CRB-7/6135
30/06/2021 30/06/2021

MELO, V. C. S. C.; ABREU, I. R. L. B.
Oncologia Integrativa – Um Novo Olhar para o Câncer

Editores

Vivian C. Santos Coski de Melo

Médica Especialista em Cancerologia e Clínica Médica pelo Hospital do Servidor Estadual de São Paulo (IAMSPE). Título de Especialista em Cancerologia Clínica e em Oncologia Clínica. Oncologista da Oncocenter em São Paulo. Sócia Fundadora do Instituto Trismegisto de Medicina Integral.

Igor Renato L. B. de Abreu

Doutor em Ciências pela Faculdade de Medicina da Universidade de São Paulo (FMUSP). Médico Cirurgião Torácico pela FMUSP. Membro da *International Association for Study of Lung Cancer* (IALSC). Pós-graduado em Acupuntura Médica pela Associação Médica Brasileira de Acupuntura (AMBA). Sócio Fundador do Instituto Trismegisto de Medicina Integral.

Colaboradores

Adeli Lino Alfano

Coordenadora da Residência Médica de Anestesiologia do Grupo de Anestesiologistas Associados Paulista (GAAP). Pós-graduada em Avaliação e Tratamento Interdisciplinar da Dor.

Aldo Toschi

Dermatologista. Sócio Efetivo e Conselheiro das Sociedades de Dermatologia e Cirurgia Dermatológica. Coordenador do Grupo de Oncodermatologia do Instituto Brasileiro de Controle do Câncer (IBCC).

Alisson Ribeiro

Atua em São Paulo e Itapecerica da Serra/SP com Desintoxicação em Drogadição. Formado em Medicina pela Universidade Iguaçu/RJ (Unig). Pós-graduado em Análises Clínicas e Toxicológicas pela Faculdade Oswaldo Cruz/SP.

Anne Rose Ebbinghaus Carrari

Paciente de câncer de ovário desde 2015. Graduanda em Saúde Pública pela Universidade de São Paulo (USP). Voluntária no Instituto Oncoguia.

Cesar Augusto Pastori Blanco

Cofundador da Legal Online Mediation (LEONM) – Plataforma global 100% online de mediação de conflitos interempresariais. Advogado colaborativo, mediador de conflitos, pesquisador de estudos de paz, administrador de empresas com ênfase em Tecnologia da Informação (TI) e empreendedor social. Mestrando na Cátedra da Unesco para Estudos de Paz, Desenvolvimento, Segurança e Transformação Internacional de Conflitos na Universidade de Innsbruck.

Cinthia Passos Damasceno

Anestesiologia na Faculdade de Medicina do ABC com Título de Especialista SBA. Pós-graduação em Avaliação e Tratamento Interdisciplinar da Dor no Hospital Sírio-Libanês (HSL), com Título de Especialista pela Associação Médica Brasileira (AMB).

Cristina Bianchi

Especialista em Ginecologia e Obstetrícia pela Federação Brasileira das Associações de Ginecologia e Obstetrícia (Febrasgo). Pós-graduação em Medicina Estética pelas Faculdades BWS. Residência Médica em Ginecologia e Obstetrícia no Hospital das Clínicas da Faculdade de Medicina da Universidade de São Paulo (HCFMUSP).

Elias Khadira

Orientador de meditação. Membro da equipe terapêutica do Ponto de Luz – Centro de Realização do Ser.

Fábio Puentes

Hipnólogo colaborador do Departamento de Neurologia do Grupo de Dor do Hospital das Clínicas da Faculdade de Medicina da Universidade de São Paulo (HCFMUSP). Hipnólogo Clínico. Ph.D. em Hipnose Clínica pela Universidade Privada Navarra, Espanha, com chancela autenticada em cartório da Comunidade Europeia.

Giovana Abete

Formada em Educação Física pelas Faculdades Metropolitanas Unidas (FMU). Pós-graduada em Atividade Física Adaptada e Saúde (FMU).

Igor Renato L. B. de Abreu

Doutor em Ciências pela Faculdade de Medicina da Universidade de São Paulo (FMUSP). Médico Cirurgião Torácico pela FMUSP. Membro da International Association for Study of Lung Cancer (IALSC). Pós-graduado em Acupuntura Médica pela Associação Médica Brasileira de Acupuntura (Amba). Sócio Fundador do Instituto Trismegisto de Medicina Integral.

Isaac Soares do Nascimento

Ex-paciente de câncer de testículo. Fundador do Clube Oncológico (programa *online* para reduzir a fadiga oncológica e ajudar mulheres com câncer de mama). Palestrante motivacional com participação em campanhas nacionais no combate ao câncer. Voluntário do Oncoguia. Bacharel em Educação Física. Especialista em fisiologia do exercício com ênfase em grupos especiais. Formação em Pilates e vários cursos de capacitação.

Karina Moreira Silva de Abreu

Médica Pediatra. Especialista em Hematologia Infantil pela Faculdade de Medicina da Universidade de São Paulo (FMUSP). Membro associado da Sociedade Brasileira de Pediatria (SBP). Pós-graduada em Acupuntura Médica pela Associação Médica Brasileira de Acupuntura (Amba). Sócia Fundadora do Instituto Trismegisto de Medicina Integral.

Leandro Abete

Graduado em Educação Física com Excelência e Cidadania pela Organização Santamarense de Educação e Cultura (OSEC/SP). Pós-graduado em Educação Motora pelas Faculdades Integradas de Santo André e Universidade Estadual de Campinas (Fefisa/Unicamp). Diretor Técnico da L A Ciência & Esporte. Treinador voluntário da Associação Talentos do Capão. Treinador especializado em *Training Peaks*.

Natália Torchio

Terapeuta holística com formação em Constelação Familiar, Reiki, Thetahealing®, Meditação e Terapia de Florais. Pós-graduação em Comunicação pela Escola Superior de Propaganda e Marketing (ESPM). Graduação em Relações Internacionais pela Fundação Armando Alvares Penteado (FAAP).

Simone Tamae Kikuchi

Nutricionista. Líder de Nutrição das Unidades Oncológicas do Hospital Sírio-Libanês (HSL). Coordenadora do grupo de estudos NutriOnco. Especialista em Nutrição em Doenças Cronicodegenerativas pelo Hospital Israelita Albert Einstein (HIAE), com aprimoramento em Nutrição Oncológica pelo Instituto Adriana Garófolo (IAG). Especialista em preceptoria com aperfeiçoamento em processos educacionais para adultos pelo HSL.

Taluana Helena El Jamel

Fisioterapeuta no Serviço Social da Indústria (Sesi/SP). Movimentadora no Congresso "Todos Juntos Contra o Câncer" (TJCC). Ex-paciente de câncer de mama.

Thiago José Martins Gonçalves

Médico Nutrólogo. Especialista em Nutrologia pela Associação Brasileira de Nutrologia (ABRAN). Especialista em Terapia Nutricional Parenteral e Enteral pela Brazilian Society of Parenteral and Enteral Nutrition (BRASPEN). Doutorado em Ciências Médicas pela Universidade Nove de Julho. Coordenador Clínico das Equipes Multidisciplinares em Terapia Nutricional (EMTNs) dos Hospitais Sancta Maggiore. Tutor Nacional de Nutrologia da Rede Prevent Senior.

Dedicatória

Dedicamos esta obra a todas as pessoas que têm ou tiveram câncer e que passaram pelas nossas vidas, permitindo adquirirmos mais conhecimento e nos tornarmos seres humanos melhores.

Agradecimento

Agradecemos a todos aqueles que contribuíram de alguma forma para a execução deste projeto e tornaram possível o sonho de escrever este livro, transformando-o em realidade.

Prefácio

É com grande prazer que vejo chegar ao público uma obra sobre medicina integrativa.

Infelizmente, esse termo tem sido usado com diversos e mesmo antagônicos significados, o que tem causado certa confusão e compreensível preconceito tanto por parte do público leigo como dos profissionais da área da saúde.

Integrar conhecimentos, e suas consequentes técnicas, buscando maior segurança e qualidade no tratamento, à luz da ciência e dos métodos mais recentes, é o cenário ideal.

Grupos de profissionais da saúde ao redor do mundo unem-se no esforço de verificar a eficácia de métodos chamados integrativos. Como consequência desse trabalho, tratados médicos sobre fitologia, fitoaromaterapia, aromacologia, auriculoterapia francesa, técnicas de massagem, hipnose, ventosas, acupuntura, Qi-Qong, meditação etc. baseados em evidências científicas têm sido publicados.

É importante ressaltar que determinadas técnicas chamadas de integrativas, mas que não passaram pelo crivo da verificação de eficácia científica, ou que não foram testadas sob o rigor da ciência, não devem ainda ser incluídas nesse grupo terapêutico. Devem, sim, constituir fonte de inspiração para que profissionais habilitados possam estudá-las de forma adequada. Que, no futuro, aquelas que se mostrem realmente eficazes venham a ajudar no tratamento de nossos pacientes.

Curioso notar que certas técnicas integrativas apresentam grau de evidência científica e de recomendação mais alto do que determinados tratamentos cirúrgicos ou farmacológicos que se realizam hoje em dia, alguns deles indicados em *guidelines* seriamente compilados.

Agradeço aos profissionais que se dedicam a estudar o tema e desejo a todos uma ótima leitura.

João Carlos das Neves Pereira
Paris, 2 de fevereiro de 2021.

Apresentação

Milhões de pessoas recebem diagnóstico de câncer todos os anos. É inevitável, ao ouvirmos uma notícia como essa, ficarmos consternados. O primeiro pensamento que vem à mente é inevitável: "Será que vou morrer?".

Nesse contexto, é perfeitamente natural que doentes oncológicos busquem não só o tratamento com os profissionais especialistas no assunto mas também o "algo a mais" que poderia ajudá-los a recuperar-se mais rapidamente da doença, algo que minimize os efeitos adversos dos tratamentos e que, acima de tudo, acalme a angústia e os sentimentos ruins trazidos pela insegurança e pelas dúvidas em relação ao próprio futuro.

Esse é o cenário em que as práticas integrativas ganham força e cada vez mais adeptos no meio oncológico. Sem dúvida, existe uma gama enorme de tratamentos complementares que podem ser usados em conjunto com os tratamentos oncológicos convencionais para agregar qualidade de vida, reduzir efeitos adversos e contribuir para o bem-estar daqueles que fazem quimioterapia, terapia-alvo, imunoterapia, radioterapia e cirurgias para vencer o câncer, muitos deles com comprovação de eficácia demonstrada na literatura médica, mas é preciso se precaver contra o uso mal-intencionado de terapias ainda não comprovadas, explorando a fragilidade e a vulnerabilidade dos pacientes apenas em nome do lucro.

Como dizem os estoicos, se temos um obstáculo, devemos usá-lo como impulso para nos projetarmos adiante. Cabe aos homens mudar as adversidades que podem ser vencidas pelos homens; quanto àquilo que não podemos vencer, só nos cabe a aceitação.

Não podemos vencer a morte, então temos que aceitar o fato de que um dia ela chegará, mas isso não nos impede de buscar uma vida plena, saudável e com qualidade.

O principal objetivo deste livro é fornecer conhecimentos aos pacientes oncológicos para que busquem essa vida plena e digna, encarando o tratamento oncológico como um impulso para seguir adiante.

Esperamos que o leitor encontre nesta obra uma leitura saborosa e informativa sobre as modalidades de terapias integrativas que realmente têm comprovação de efetividade no tratamento de pacientes com câncer, e que adquira o conhecimento necessário para distingui-las do mero charlatanismo.

"Se você está sofrendo por coisas externas, não são elas que estão
te perturbando, mas o seu próprio julgamento sobre elas.
E está em seu poder anular esse julgamento agora."
Marco Aurélio *(121 d.C. – 180 d.C.)*

Os editores

Sumário

Capítulo 1

A Importância do Cuidado Integral para os Pacientes com Câncer

Vivian C. Santos Coski de Melo

"Cada um é seu próprio mestre e refúgio, quem outro poderia ser?
O completo domínio de si mesmo é o único refúgio."
Dhammapada

O câncer ainda é tabu para muita gente. Receber a notícia "O senhor está com câncer... A senhora está com um nódulo... É apenas um pequeno tumor..." é aterrorizante para qualquer um. A primeira coisa que vem à cabeça é que nossa vida está chegando ao final.

A única certeza que temos é da nossa finitude, porém em situações normais, no dia a dia, não ficamos com os olhos repousados sobre os ponteiros dos segundos do relógio nos perguntando: "quanto tempo me resta?" Então, por que o fato de descobrirmos uma doença grave nos leva a tal reflexão? É óbvia a resposta: o medo! Medo do que pode acontecer, medo da incerteza e do desconhecido.

A maior arma que temos para combater o medo chama-se conhecimento. Quando crianças, um quarto escuro nos causava pesadelos e angústia, que terminavam com o simples acender das luzes. Neste capítulo, traremos as luzes que **iluminarão** as mentes dos leitores sobre esse assunto, que ainda é desconfortável para muitos. Então, vamos lá!

O câncer é uma doença com múltiplas causas. Pode-se dizer que cerca de 10% dos casos são decorrentes de síndromes genéticas hereditárias, transmitidas dos pais para os filhos; acredita-se que os outros 90% estejam relacionados com o estilo de vida. Então, veja só: se a maioria dos cânceres está ligada aos nossos hábitos, podemos preveni-los, e o grande trunfo desta obra é justamente mostrar a todos como podemos promover a saúde e evitar tumores.

A alimentação rica em carnes vermelhas e processadas, pobre em frutas e vegetais, e o consumo excessivo de açúcares refinados e farinhas brancas são fatores que nos levam a desenvolver essa doença. Então, não podemos mais comer nada gostoso? Claro que podemos. Tudo isso faz mal quando consumido de maneira desregrada e exagerada, mas, se soubermos lidar com essas tentações, teremos uma vida longa e próspera. Estresse, obesidade, falta de atividades físicas, tabagismo e consumo excessivo de álcool também podem promover ou antecipar o câncer.[1]

Algumas síndromes genéticas familiares, como a síndrome do câncer mama-ovário, relacionada com a mutação dos genes BRCA1 e BRCA2; a síndrome de Li Fraumeni, com mutação do TP53; e a síndrome de Lynch, com alteração das enzimas de reparo do DNA, aumentam o risco de câncer.* Mas calma! Se você tem alguma dessas síndromes, saiba que, mesmo nesses casos, não é certo que você fique doente. Outra coisa importante de saber é que pais que carregam uma mutação têm 50% de chance de transmiti-la para os filhos, portanto também não é uma certeza que seus filhos herdarão essa alteração genética.

Vamos agora falar um pouco sobre como as agressões externas agem nas nossas células. Uma das descobertas mais recentes da biologia do câncer que ajudam a explicar isso é a epigenética. As modificações epigenéticas são mudanças genéticas que podem ocorrer em qualquer fase da vida, de acordo com estímulos externos, como dieta, estresse, tabagismo, álcool, entre outros.[2] Diferentemente das mutações herdadas, situação em que a pessoa já nasce com elas, as mutações epigenéticas levam um tempo para acontecer, assim como um computador leva um tempo para se tornar ultrapassado. Utilizando esse exemplo, vou ilustrar como isso ocorre em nosso organismo: imagine que você tenha um computador bem antigo na sua casa e resolveu instalar nele programas modernos, com gráficos 3D, animações e jogos, entre outros... Você sabe que a parte física do seu computador não suporta utilizar todos esses programas de uma só vez; se fizer isso, vai travar, mas, se você utilizar um programa por vez, não terá problemas. Assim como acontece com o computador antigo, nosso organismo, que passa pelo envelhecimento celular, poderá adoecer caso abusemos dos estímulos externos mencionados anteriormente.

Os avanços da oncologia moderna têm sido inegáveis nos últimos anos. Com o surgimento da terapia-alvo molecular, dos anticorpos monoclonais e da imunoterapia, entramos na era da oncologia de precisão e da medicina personalizada. Com isso, os pacientes estão vivendo cada vez mais e o câncer atingiu o patamar de doença crônica, como o diabetes, a hipertensão, entre outras. Cada vez mais a tendência dessas terapias tem sido frear a doença e permitir que as pessoas vivam anos e anos. Só para exemplificar a importância desse cenário, no início dos anos 2000 um paciente com adenocarcinoma de pulmão metastático vivia em média 1 ano. Com a descoberta da terapia-alvo, atualmente é possível viver por vários anos.

Outro importante avanço na oncologia foi a descoberta dos anticorpos monoclonais e da imunoterapia. Anticorpos monoclonais são medicamentos que têm como função reconhecer e se ligar a um antígeno específico. Vou dar um exemplo para que

---

* Síndrome câncer mama-ovário: a principal síndrome hereditária para câncer de mama e ovário é causada por mutações no gene BRCA1 ou BRCA2, o que aumenta substancialmente o risco de câncer de mama e ovário e elevará levemente o risco de outros tipos de câncer.

Síndrome de Li Fraumeni: uma alteração no gene p53 de caráter hereditário que aumenta o risco de uma pessoa desenvolver tumores de mama, cerebral, filoide, tumor de Wilms, tumor adrenocortical e sarcoma.

Síndrome de Lynch: é uma doença genética associada a mutações na linhagem germinativa nos genes de reparo do DNA, sendo responsável por aproximadamente 5% de todos os casos de câncer colorretal.

você entenda: há um tipo de câncer de mama em que as células tumorais expressam, em sua superfície, uma proteína chamada Her2, que é o câncer de mama Her2 positivo. Existem fármacos que agem especificamente nessa proteína, que fica na parte externa da célula tumoral, como se fosse uma antena sinalizadora. O anticorpo anti-Her2 reconhece essa proteína e se liga a essa antena, bloqueando o crescimento da célula tumoral. O primeiro medicamento dirigido para o Her2 foi o trastuzumabe, que ficou mundialmente conhecido por mudar a vida dos portadores desse tipo de câncer de mama. Viu como o tratamento do câncer pode ser específico?

Outro tipo de terapia que temos utilizado em praticamente todos os tumores é a imunoterapia. Vamos entender como ela age?

A imunoterapia é injetada de forma endovenosa, como se fosse um soro. Ela entra pela corrente sanguínea e atinge todo o organismo, mostrando as células malignas do câncer para as células de defesa do nosso corpo, como alguém denunciando para a polícia o esconderijo de um bandido. Obviamente, a polícia do nosso corpo vai lá e neutraliza o bandido. Isso é fantástico, pois, com a imunoterapia, a cura de alguns pacientes, mesmo em estádios avançados, tornou-se realidade. E pensar que os primórdios do tratamento do câncer ocorreram durante a Segunda Guerra Mundial, quando pesquisadores notaram que o gás mostarda, utilizado na guerra, matava células tumorais. Segundo Siddhartha Murkeeje, no livro *A biografia do câncer*, "a quimioterapia, a guerra química contra as células cancerosas, foi literalmente inspirada pela guerra".[3]

Apesar de todo o avanço conseguido nas áreas técnica e terapêutica, ainda estamos aprendendo a tratar o paciente como um ser completo, dotado não só do corpo físico, mas também das partes mental, emocional, social e espiritual, portanto temos que ir mais fundo também nessas dimensões, atingindo os campos dos pensamentos, sentimentos e crenças.[4]

O que propomos neste livro é que o cuidado integrativo seja realidade para todos os pacientes com câncer e que esses valiosos ensinamentos não fiquem meramente nestas páginas. Com este guia queremos contribuir para a implantação da Oncologia Integrativa nos serviços de oncologia e disseminar tal conhecimento. Então vamos pensar em qual será o grande diferencial de um oncologista: ir mais fundo na alma humana.

O mundo tem passado por uma onda de transformação sem precedentes. Enquanto este livro é escrito, ocorre umas das mais transformadoras pandemias de que já tivemos notícia, a pandemia da COVID-19, no fatídico ano de 2020. Como humanidade estamos em busca de um cuidado holístico e integrativo, e essa forma de cuidado é particularmente importante para os pacientes com câncer.

Vivemos uma transição do paradigma com base estritamente na medicina convencional para a era da medicina integrativa, com um cuidado multidimensional proporcionando uma visão muito mais ampla do indivíduo e da experiência do ser humano. Em uma definição extremamente básica, significa que nós temos uma mente, um coração e uma dimensão espiritual, assim como um corpo físico, sendo primordial cuidar de todo o ser.[4]

Isso nos remete aos sábios do passado, como Hermes Trismegisto, que afirmava que todos somos apenas um. Digo sempre aos meus pacientes que a cura é um processo, e em todos os nossos processos devemos aprender a apreciar o caminho, utilizando os obstáculos como impulso, como dizia Marco Aurélio, o imperador filósofo. Lembrem-se: todas as pessoas que cruzam nossos caminhos estão vivenciando seus processos!

Está muito mais claro para os pacientes que o tratamento físico da doença com quimioterapia, radioterapia e cirurgia é apenas o primeiro passo nessa jornada. Dia a dia surgem novas questões, desafios e possibilidades. Nós, médicos oncologistas, devemos estar receptivos e atentos a esse processo, não nos restringindo somente à prescrição de medicamentos – pois logo a inteligência artificial fará isso por nós – mas auxiliando no estabelecimento de uma visão mais ampla e clara sobre o câncer. Na relação médico-paciente, a tecnologia nunca substituirá a empatia e a compaixão entre humanos.

Nessa esfera multidimensional, temos que saber também o momento certo de parar de lutar contra a doença e cuidar do final da vida com a mesma dignidade dos outros processos. A morte nada mais é que um processo da natureza. Como diriam os estoicos, nosso tempo é limitado e por isso devemos vivê-lo com a dignidade própria de um ser humano. Devemos ter sempre em mente os ensinamentos de Hipócrates e "curar quando possível; aliviar quando necessário; consolar sempre". Nesse contexto, evitar o uso de intervenções e tratamentos inúteis, que podem causar mais sofrimento ao paciente, também é um ato de amor.[4]

Outro ponto é a conexão espiritual, que pode desempenhar papéis importantes na cura das doenças, auxiliando na aceitação, na resiliência e na recuperação. O Instituto de Cardiologia Dante Pazzanese (São Paulo) publicou, em 2007, uma revisão da literatura sobre o *Impacto da Espiritualidade na Saúde Física*, avaliando a relação entre a prática de atividades religiosas e o impacto sobre a mortalidade. Em seis estudos (66,6%) dessa metanálise, verificou-se a relação estabelecida de aproximadamente 30% de redução de mortalidade.

A prece é uma prática milenar de diversas e distintas religiões tradicionalmente associada ao bem-estar, à promoção da saúde e à espiritualidade. Essa prática passou a ser tema de pesquisa e discussão intensa desde a década de 1980.

Nesse cenário, Byrd (1988), em trabalho pioneiro, avaliou os efeitos da prece intercessora (PI) em pacientes internados em unidades coronarianas; durante 10 meses, 393 pacientes foram aleatorizados para um grupo de PI (192 pacientes) ou um grupo-controle (201 pacientes). O grupo PI teve menores índices de gravidade e o grupo-controle necessitou com maior frequência de assistência ventilatória, antibióticos e diuréticos.[5]

É essencial oferecer apoio espiritual aos pacientes. Estudo feito com 230 pacientes com diagnóstico de câncer avançado, publicado no *Journal of Clinical Oncology*, mostrou que 72% dos pacientes relataram que tinham questões espirituais não abordadas pela equipe de saúde.[6] Em outro editorial, intitulado "Atendendo as necessidades espirituais: o que um oncologista deve fazer?", foi abordada a importância de os oncologistas acessarem as questões espirituais dos pacientes, independentemente de crenças religiosas ou de religiosidade. Aqui estamos falando de espiritualidade, que é uma conexão com uma força superior, em que cada qual pode ter uma crença diversa.[7] Resumindo: acreditar, ter fé e rezar fazem bem para a saúde.

Os pacientes oncológicos experimentam profundas alterações físicas, sociais e emocionais. Alguns sintomas causados pela quimioterapia podem ser duradouros, como fadiga, neuropatia (sensação de formigamento nas mãos e nos pés), linfedema (inchaço dos membros decorrente da remoção dos gânglios linfáticos), insônia, ganho de peso e alteração da memória/concentração. Podem também ocorrer alterações sexuais, como perda de libido, redução da lubrificação vaginal e problemas com a ereção nos homens. Outra grande questão é o medo da recorrência do câncer.[8]

Concorda que, para os sobreviventes do câncer, temos que ter uma visão integral? Aí entra a Oncologia Integrativa, e algumas de suas modalidades serão abordadas neste livro: dieta, atividade física, fisioterapia/drenagem linfática, acupuntura e modalidades de conexão corpo-mente. Além disso, existem outras modalidades da medicina integrativa que tratam da suplementação de nutrientes, como a medicina antroposófica, por exemplo. Para melhor exemplificar, há estudos com uma planta chamada *Viscum album*, que se mostrou eficaz na redução dos efeitos colaterais da quimioterapia (fadiga, por exemplo) e na estimulação do sistema imunológico.[9,10]

Sempre que o paciente optar pela suplementação de nutrientes, deve conversar com seu oncologista para checar se há alguma interação medicamentosa. Algumas substâncias podem interagir com a quimioterapia, fazendo-a perder o efeito ou aumentando os efeitos colaterais. Em seu livro intitulado *Anticâncer*, David Servan-Shreiber, um médico psiquiatra americano que viveu 18 anos com um tumor cerebral, conta como se faz para evitar os charlatães: "evitar médicos que se recusam a trabalhar em colaboração com um oncologista e aconselham a parar os tratamentos convencionais, propõem um tratamento cuja eficácia não está provada, mas que apresenta riscos certos, sugerem um tratamento cujo preço é desproporcional em comparação com as provas de eficácia e, por último, prometem que sua abordagem vai funcionar com certeza desde que você tenha um verdadeiro desejo de se curar".

Medicina integrativa não é o mesmo que medicina alternativa!

A roda da saúde mostra os pilares da Medicina Integrativa. No centro, está o paciente, como protagonista de todo o processo, e o desenvolvimento da atenção plena e do autoconhecimento são as bases para o sucesso da jornada. A dieta, a atividade física/movimento, a conexão corpo-mente, o desenvolvimento espiritual e a relação harmoniosa com o ambiente em que vive complementam esse círculo virtuoso da saúde, da cura e da qualidade de vida. Notem mais uma vez que o foco é o paciente!

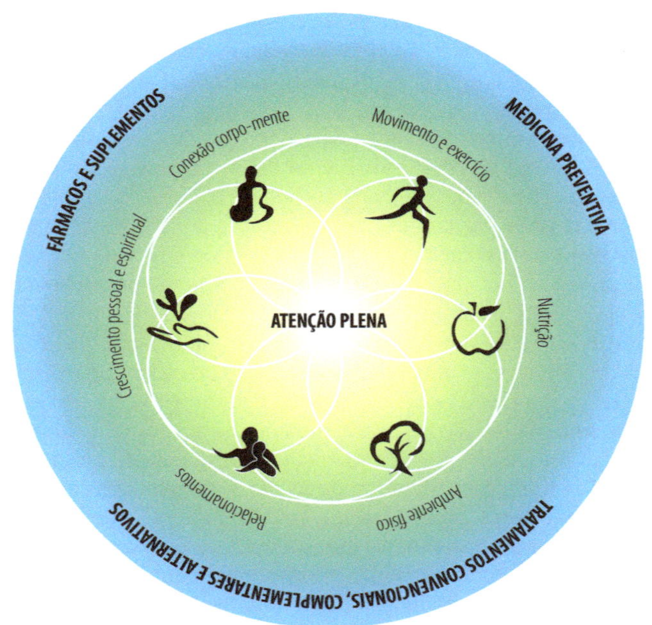

Figura 1.1. A roda da saúde.

Fonte: Adaptada de Duke Integrative Medicine/Duke University Medical Center.

Um importante alerta é sobre pacientes que optam por não fazer os tratamentos convencionais, preferindo técnicas alternativas, o que pode diminuir suas chances de cura. Um estudo avaliou 281 pacientes com câncer de mama, pulmão, próstata e cólon não metastáticos que fizeram tratamentos alternativos; quando comparados com pacientes que tinham feito tratamentos convencionais (quimioterapia, radioterapia e hormonoterapia), tiveram um risco de morte maior.[11]

Entendendo as modalidades da Medicina Integrativa

Atividades físicas, drenagem linfática e fisioterapia

Muitos pacientes que estão em quimioterapia veem seu corpo mudar, podendo ocorrer ganho de peso, com alteração da composição corporal, predominando o acúmulo de gordura com redução da massa magra (os músculos). Pode ocorrer também a perda de peso, principalmente associada ao estágio da doença, ao tipo de protocolo de quimioterapia/radioterapia utilizado e à localização do tumor (tumores do trato gastrointestinal podem levar a maior perda de peso). Há protocolos que causam mais vômitos, diarreia e dificuldade para se alimentar.

Para controle do peso e condicionamento físico durante e após o tratamento, a Sociedade Americana de Câncer recomenda exercícios de moderada intensidade de 150 a 300 minutos por semana, ou 75 a 150 minutos para exercícios vigorosos. Pode-se também fazer uma combinação de exercícios de moderada e alta intensidade, de acordo com o condicionamento e as preferências de cada um.[12] O segredo é que se torne um hábito, já que a chave do sucesso é a regularidade! Falaremos mais sobre o assunto no capítulo destinado à atividade física.

O ideal é que você escolha o tipo de exercício que lhe dê mais prazer. Por exemplo, o tai chi e a ioga podem motivar os sobreviventes de câncer a viver um estilo de vida mais ativo, principalmente quando abordagens convencionais (p. ex., ciclismo, esteira) são muito desafiadoras.[13] Esses exercícios estimulam delicadamente o corpo e podem ser realizados por quase todos os pacientes com câncer. Um estudo com 145 pacientes sobreviventes de câncer de cólon mostrou que o sedentarismo estava relacionado com a piora do condicionamento físico e da fadiga. Consequentemente, quem era sedentário teve pior qualidade de vida.[14,15] Ou seja, quanto mais parado fica o paciente, mais cansado ele se sente, o que se torna um círculo vicioso.

E o que o exercício é capaz de fazer no nosso corpo? Atua no metabolismo da insulina/glicose, reduzindo a resistência insulínica, com melhor controle dos níveis glicêmicos, auxilia no sistema imunológico, reduz a inflamação e o estresse oxidativo do corpo e reduz os níveis de hormônios em mulheres na pós-menopausa, o que pode explicar a associação entre atividade física e redução do câncer de mama.[13]

Quais são os principais benefícios? Alívio da fadiga física e mental, redução da ansiedade, aumento da função cognitiva, melhora da autoestima, aumento da massa e do tônus musculares, controle de peso, melhora da qualidade do sono e redução de risco de outras doenças, como diabetes, doenças cardiovasculares e osteoporose.[16,18]

Estudo em pacientes com câncer de pulmão mostrou que o exercício é benéfico em todas as fases do tratamento: antes e após a cirurgia, durante o tratamento oncológico e, também, na fase paliativa, nos pacientes que apresentam sintomas do câncer decorrente da perda da função pulmonar. Nesses casos, os exercícios supervisionados para reabilitação pulmonar melhoram o desempenho cardiorrespiratório e funcional do paciente.[17,18]

Quando falo no consultório sobre os benefícios da atividade física, vejo que a maioria dos pacientes ainda não se deu conta da sua verdadeira importância. Digo sempre que olhem o exercício físico como um "remédio".

O começo pode parecer difícil até que vire um hábito, mas basta ter a coragem para começar; você vai se sentir tão bem, que não vai querer parar. Sempre recomendo a atividade física como parte do tratamento oncológico. O paciente deve ser orientado quanto às suas limitações e alertado sobre as atividades que não deve praticar. Por exemplo, os pacientes com metástases nos ossos não podem praticar corrida por causa do impacto e do risco de fratura. Assim, sempre procure orientação especializada de um profissional de educação física/fisioterapeuta juntamente com seu oncologista, pois alguns exercícios podem ser perigosos.

O cuidado com a autoestima durante a quimioterapia é outro ponto importante. O fato de estar bem consigo mesmo ajuda na aceitação e no processo do tratamento. Atualmente existem várias técnicas que ajudam a manter a beleza nesse momento: toucas geladas para redução da queda dos cabelos, micropigmentação de sobrancelhas, tatuagens de aréolas em 3D, além de novas técnicas de cirurgia plástica. Sempre digo aos meus pacientes: você não é o câncer, aprenda a se amar!

Dieta e controle do peso

Para evitar o câncer, recomendam-se uma dieta balanceada, rica em frutas, vegetais e grãos integrais e o consumo reduzido de carne vermelha e carnes processadas. O excesso de gordura corporal aumenta o risco de câncer, pois causa um estado de inflamação no organismo, e a inflamação, por sua vez, prejudica o sistema imunológico. A obesidade também leva à resistência insulínica e ao aumento nos níveis do fator de crescimento da insulina (IGF), o qual estimula o crescimento das células tumorais;[20] portanto, controlar o peso é parte fundamental do tratamento!

Com relação às dietas, será que existe uma dieta anticâncer? Os pacientes com câncer devem seguir alguma dieta funcional, como a dieta cetogênica, por exemplo? Veremos com detalhes nos capítulos adiante.[21]

Conexão corpo-mente-espírito

Os pacientes oncológicos têm maior risco de desenvolver depressão e ansiedade, e aqui seguem algumas das razões: o medo da recorrência da doença; os sintomas causados pelo tratamento e pelo próprio câncer; alterações no estilo de vida.[22] É fato e pode ser notado em consultório o medo que alguns pacientes sentem após o término do tratamento. Muitos experimentam ansiedade, medo e angústia durante as consultas de acompanhamento, principalmente quando são checados os exames de rotina (p. ex., tomografias, mamografias). Outros se sentem desprotegidos quando o tratamento termina. Alguns desenvolvem distúrbios crônicos do sono, que na maioria das vezes estão relacionados com questões emocionais prévias que vieram à tona com o diagnóstico do câncer. Tudo isso verdadeiramente explode quando o paciente se vê à beira do abismo e a ideia da morte parece real.

Me arrisco a dizer que na maioria dos casos o câncer vem para curar algo, e muitas vezes ele é responsável pela cura de famílias inteiras!

Os sintomas causados pelo câncer, e de como o paciente se vê diante de limitações em sua vida cotidiana, devem ser tratados de forma muito sutil e delicada. Alguns pacientes não se reconhecem mais e podem achar que a vida perdeu o sentido, pois só conseguem enxergar a esfera física do problema, o que perderam... Nesse momento, podemos lançar mão das técnicas de conexão corpo-mente-espiritualidade, pois assim percebemos que somos muito mais que um corpo e mais do que o nosso próprio pensamento. Dessa forma conseguimos ressignificar a vida e viver a parte boa da experiência. Digo sempre aos meus pacientes que se vejam como um ser integral, e não apenas um corpo que é passageiro; mas um ser individual, com toda a sua essência divina, que será mantida ainda que o corpo pereça. Segundo o Dalai Lama, "uma pessoa não é a terra nem a água, nem o vento ou o espaço. Também não é a sua consciência, muito menos o conjunto de consciências. Mas, fora esses atributos, o que é o indivíduo?". Portanto, não sejamos reducionistas a ponto de achar que nossa essência está ligada apenas ao corpo físico.

Algumas modalidades de conexão corpo-mente recomendadas são: meditação, ioga, tai chi, hipnose, técnicas de relaxamento e musicoterapia, que comprovadamente reduzem a ansiedade, as alterações de humor e a dor crônica.[23] A meditação e a hipnose serão abordadas com mais detalhes em um capítulo específico, afinal temos que aprender a cuidar da nossa mente!

Agora vou contar a você um pouco da minha história pessoal com a meditação. Em 2014, após o nascimento da minha filha, passei por um dos momentos mais extremos da minha vida: a depressão pós-parto. Digo que a meditação me salvou de mim mesma, pois, com o passar dos meses de prática, fui me curando progressivamente e hoje trago esse hábito na minha vida. Nossa mente tem um poder incrível e pode nos levar ao inferno ou ao paraíso. Considero essa experiência reveladora, pois graças a ela busquei o meu autoconhecimento.

Lembro-me bem do dia em que entendi que esse seria o meu processo de cura. Era uma tarde ensolarada de quinta-feira. Eu estava na Igreja São Luiz Gonzaga, que fica no coração da Avenida Paulista (em São Paulo), após mais uma noite sem conseguir pregar o olho. Minha filha, nessa época com 4 meses, era um anjo, não dava trabalho algum, e mesmo assim eu passava as noites em claro. Nessa tarde, eu sentia um aperto indescritível no peito, como se estivesse em uma queda livre sem fim; fui então para a igreja procurar amparo espiritual. Os ansiolíticos e antidepressivos que eu tomava para tratar a depressão pós-parto não me faziam bem. Fiz uma prece e, quando saí da igreja, olhei para o mural que ficava do lado de fora e li um aviso sobre um grupo de meditação cristã. Resolvi seguir minha intuição e participar desse grupo. Naquele momento, começava a minha cura real. Os pilares para a minha cura foram: meditação, espiritualidade e atividades físicas.

Em muitos momentos da vida nos perdemos de nós mesmos, mas nunca acredite que a depressão é crônica!

Quando a vida te puser à prova, reúna toda a força do amor, e todas as experiências que fizeram de você ser quem é. Coloque tudo isso, com consciência, no momento presente. Entrar com força total na situação, desprendendo-se do passado e do futuro, abrirá novos caminhos e possibilidades. Você verá coisas que antes não percebia e dará valor ao que realmente importa; então encontrará o verdadeiro sentido. A crise é uma benção quando você opta por se reinventar. As respostas estão dentro de você, e o caminho a trilhar está guardado no momento presente, nele está a grande chave! Acesse essa porta e você encontrará forças de onde menos espera; os gestos de gentileza e os pequenos sinais de Deus passarão a te motivar. Você terá mais sensibilidade pela dor do outro, e poderá sentir compaixão de verdade; assim se conectará com outras pessoas, como numa teia onde estão todos interligados e que no momento certo a vida une. Nessas teias nos conectamos por vibração, pois tudo é energia.

Tanto a atividade física quanto a meditação têm poder curativo na depressão, pois aumentam a produção de endorfina, dopamina e serotonina. Esses neurotransmissores, quando em equilíbrio no organismo, tornam o ser humano mais feliz. Ao mesmo tempo, essas atividades inibem os hormônios do estresse (adrenalina e cortisol). A meditação também estimula o hipocampo, um dos componentes do sistema límbico (estruturas cerebrais relacionadas com os comportamentos emocionais), e reduz o estímulo da amígdala cerebral, responsável pela nossa agressividade; com o tempo de prática nos tornamos menos reativos e sentimos que estamos no comando do que estamos fazendo no momento presente.

A meditação é recomendada para alívio da ansiedade, fadiga e depressão, principalmente. Um estudo feito em mulheres com diagnóstico de câncer de mama submetidas a 12 semanas de treinamentos *mindfulness* (uma modalidade de meditação) mostrou melhora da ansiedade, do medo da recorrência da doença e da fadiga quando em comparação com o grupo-controle.[24] Outro estudo, também utilizando o *mindfulness*, comparou 8 semanas de treinamento (ioga, exercícios de meditação) com 12 semanas de psicoterapia em grupo (grupo de terapia de suporte por meio da expressão). Foram observadas melhoras no humor, nos sintomas de estresse e na integração social no grupo que praticou o método *mindfulness*.[25]

Entenda que a meditação não é parar de pensar, não é lutar contra os pensamentos, e cada um se adéqua melhor a uma técnica. Quando você está fazendo alguma atividade física e foca toda a sua atenção no movimento e na musculatura, ou quando está lavando a louça, por exemplo, e está focado nessa atividade, já está meditando. Aquele estereótipo de que para meditar você precisa estar na posição de lótus não funciona para todos, portanto medite em suas atividades diárias! Veremos mais detalhes sobre as técnicas de meditação no capítulo específico.

Existem também exercícios meditativos, como: qigong, tai chi e ioga, que promovem a integração da postura e do movimento à respiração. Podem ser realizados por pacientes com qualquer nível de habilidade física e qualquer tipo de tumor, pois requerem esforço aeróbico baixo a moderado.[26]

A hipnose clínica, feita por profissionais habilitados, é outra possibilidade terapêutica na qual o hipnoterapeuta induz o paciente ao relaxamento profundo, levando-o a um estado sugestivo de consciência e direcionando sua atenção para determinados pensamentos específicos, que podem estar relacionados com traumas, fobias e outros sintomas somatizados pelo corpo. O efeito da hipnose no controle dos fogachos (ondas de calor) foi visto em pacientes que tiveram câncer de mama e não podiam fazer terapia de reposição hormonal, levando à recomendação da hipnoterapia pela Sociedade Norte-Americana de Menopausa como tratamento não hormonal dos sintomas vasomotores associados à menopausa.[27,28]

Acupuntura

Acupuntura é uma técnica terapêutica milenar com origem na medicina chinesa que utiliza agulhas, pressão ou estimulação elétrica para restabelecer a energia vital, conhecida por Qi. Ela atua na restauração da energia vital por meio do estímulo de pontos específicos nos meridianos corporais e tem várias aplicações, como controle de dor, fadiga, xerostomia, neuropatia, náuseas e vômitos, insônia, fogachos, depressão e ansiedade.[31-34] Utilizando essa técnica, podemos reduzir as medicações para controlar reações adversas dos tratamentos oncológicos. Indo mais adiante, acredito que o ideal seria fazer a acupuntura no mesmo momento da quimioterapia, pois isso reduziria muitos dos sintomas causados pelos quimioterápicos. As técnicas de acupuntura serão mais bem abordadas em capítulo específico.

Um estudo multicêntrico chamado AcClimat, que tinha como principal objetivo avaliar os fogachos em pacientes que tiveram câncer de mama, comparou 105 pacientes que receberam acupuntura e mudanças de hábitos de vida (aumento do consumo de frutas/vegetais; redução da cafeína/álcool e exercício físico) *versus* 85 somente com as mudanças nos hábitos de vida, sem a acupuntura. O índice de fogachos foi significativamente mais baixo no grupo que recebeu a acupuntura, com pontuação de 11,3 *versus* 22,7 após 12 semanas. Aos 3 e aos 6 meses foram realizadas novas avaliações, que apresentaram reduções ainda maiores nessa pontuação (7,9 e 8,8, respectivamente). A acupuntura também diminuiu os outros sintomas do climatério e melhorou a qualidade de vida.[29] Os homens que fazem tratamento com bloqueadores hormonais para câncer de próstata também podem ter fogachos, e a acupuntura é um tratamento valioso para esses pacientes.[30]

Troque pensamentos negativos por positivos.

Resolva questões pendentes com amorosidade, mas não deixe de se expressar. Não guarde sentimentos nocivos e libere o perdão!

O estresse e a função imunológica – o estado mental e o câncer

Usando a célebre frase de Fiódor Dostoiévski, “Se queres vencer o mundo inteiro, vence a ti mesmo”, inicio esta narrativa sobre o efeito do estresse na função imunológica e sobre a importância do controle da mente. O estresse pode afetar a imunidade por meio de emoções ou comportamentos como ansiedade, medo, tensão, raiva e tristeza, além de causar alterações físicas como aumento da frequência cardíaca e da pressão arterial.[35,36]

Quando o estresse é crônico, o organismo torna-se incapaz de manter o equilíbrio e o corpo permanece em constante estado de excitação, comandado pelo sistema adrenérgico. Isso leva a lentificação da digestão, pressão arterial sempre elevada e taquicardia, ou seja, estamos sempre alertas e prontos para lutar. No caso de emergências, quando temos que agir rapidamente, trata-se de um mecanismo de defesa e de sobrevivência, mas manter esse estado cronicamente ativado pode causar sérios problemas à nossa saúde, pois estaremos em constante estado de luta ou fuga.[37]

E o que o estresse faz dentro das nossas células? Com a estimulação do eixo hipotálamo-hipófise-suprarrenal e do sistema nervoso simpático, ocorre a produção exagerada de cortisol e adrenalina. Essa ativação contínua pode levar a perda de reparo do DNA, ativação de oncogenes, inflamação e angiogênese, que são mecanismos utilizados pelo câncer para iniciar o seu crescimento,[38] portanto os eventos estressantes induzem o sistema nervoso simpático, que produz alterações endócrinas, e, em última instância, prejudicam a função imunológica, podendo levar à progressão do câncer.[39]

Quando não damos a verdadeira importância ao tratamento da mente e das emoções, não temos a real dimensão desse prejuízo, mas sabemos que as alterações emocionais, quando não tratadas, podem afetar negativamente a qualidade de vida, aumentar o nível da dor e piorar a resposta à quimioterapia.[40] Sendo assim, cuide dos seus pensamentos e emoções. Dica: troque pensamentos negativos por positivos.

Nas consultas, sempre digo aos meus pacientes que eles "não podem ficar nervosos". Isso é logicamente impossível, mas seria extremamente benéfico ao tratamento do câncer. Todos nós temos que expressar as emoções, sejam elas boas ou ruins, pois emoções guardadas fazem muito mal, por isso é tão importante fazer terapia e, assim, aprender a se livrar de emoções maléficas. Dica: resolva questões pendentes com amorosidade, mas não deixe de se expressar. Não guarde sentimentos nocivos e libere o perdão!

O ódio, o rancor, a mágoa e a ira são tóxicos fulminantes à saúde mental e física, consomem a energia vital e abrem espaços intercelulares para a instalação de doenças. São "agentes poluidores e responsáveis por distúrbios emocionais e geradores de perturbações dos aparelhos respiratório, digestivo e circulatório. Responsáveis por cânceres físicos, são as matrizes das desordens mentais e sociais que abalam a vida", como disse Divaldo Franco em seu livro *Receita da paz*.[41]

O poder da respiração

Vamos falar um pouco agora sobre o poder da respiração. "Quando controlamos a nossa respiração, podemos controlar a nossa energia vital e alcançar o controle da nossa mente; assim, podemos nos liberar das emoções negativas como raiva, rancor, inveja, medo e até depressão; logo, o primeiro passo no desenvolvimento do equilíbrio emocional é o controle da respiração".[42]

Como você está respirando? A respiração torácica superficial é associada à resposta de "lutar ou fugir", ansiedade e estresse; confere oxigenação insuficiente às células e mais fadiga e tensão. A respiração diafragmática aumenta o volume de ar e amplia a energia; massageia os órgãos internos, melhorando a digestão; remove mais toxinas, purificando nosso organismo; e ativa o sistema nervoso parassimpático, estimulando a "resposta de relaxamento".[42]

Para certificar-se da respiração abdominal/diafragmática, coloque a mão direita sobre o peito e a esquerda sobre o umbigo. Feche os olhos para aguçar sua percepção e respire lenta e profundamente; verifique, então, qual das mãos se move mais durante a respiração e passe a exercitar uma consciência maior dos movimentos do abdômen. Procure fazer repetidas respirações profundas ao longo do dia e antes de dormir, pois se beneficiará de um sono mais tranquilo, uma vez que a respiração profunda acalma a mente. Além dessas ocasiões, procure lembrar-se de exercitar a respiração diafragmática profunda diante de situações difíceis que demandem soluções criativas e/ou calma.

A doença é transitória, ninguém fica doente eternamente, mas o ser é eterno. É muito importante sempre lembrarmos que um problema, seja ele qual for e quão grave for, deve ser superado. Segundo o *Baghavad Gita*, um dos livros mais antigos e sagrados do hinduísmo, todos nós temos um caminho divino chamado Dharma. Temos que seguir o Dharma, pois somos feitos para isso, mas, se desviarmos do caminho, sofreremos consequências dolorosas (Karma) que nos empurrarão de volta à nossa missão divina. Ficar doente faz parte do Karma, temos que aprender a entender por que estamos doentes, e com isso voltaremos a seguir nossa vida no Dharma. Ou seja, temos que usar a doença como um objetivo a ser superado e aprender com ela a mudar nossas vidas para melhor. Estando vivos, façamos isso com intensidade, como ensinam os antigos sábios, para que essa experiência possa deixar um legado. Lembre-se de que a cura começa na sua mente, como uma ideia, como dizia o filósofo Platão sobre o Mundo das Ideias.

Aqui englobamos as várias formas de cura que um câncer pode trazer: cura do corpo, da alma, da mente e do espírito.

Para terminar, deixo as minhas mensagens finais: viva os vários renascimentos que só podem ser trazidos pelo conhecimento. Permita-se também errar, pois, se perdemos a espontaneidade de errar, perdemos a oportunidade de aprender. A existência é um eterno exercício de criar competências. Ressignifique a sua vida e lembre-se de que "O segredo da existência não consiste somente em viver, mas em saber para que se vive". (Dostoiévski).

Referências

1. Servain-Schreiber D. Anticâncer: prevenir e vencer o câncer usando nossas defesas naturais. São Paulo: Schwarcz – Companhia das Letras; 2011.
2. Morris JR, Wu, C. Genes, genetics, and epigenetics: a correspondence. Science [em inglês]. 2011 Aug 10;293(5532):1103-5. PMID 11498582. doi:10.1126/science.293.5532.1103.
3. Murkhejee S. O imperador de todos os males: uma biografia do câncer. São Paulo: Companhia das Letras; 2012.
4. Geffen JR. Integrative oncology for the whole person: a multidimensional approach to cancer care. Integrative Cancer Therapies. 2010;9(1):105-21. © The Author(s) 2010 reprints and permission: http://www.sagepub.com/journalsPermissions.nav. doi:10.1177/1534735409355172.
5. Guimarães HP, Avezum A. O impacto da espiritualidade na saúde física. Rev Psiquiatr Clín. 2007;34(Suppl.1). doi:http://dx.doi.org/10.1590/S0101-60832007000700012.
6. Balboni TA, Vanderwerker LC, Block SD, et al. Religiousness and spiritual support among advanced cancer patients and associations with end-of-life treatment preferences and quality of life. J Clin Oncol. 2007;25:555-60.
7. Ferrell B. Meeting spiritual needs: what is an oncologist to do? J Clin Oncol. 2007;25:467-8.
8. Cutshall S, Cha S, Ness S, et al. Symptom burden and integrative medicine in cancer survivorship. Support Care Cancer. 2015;23:2989-94.
9. Thronicke A et al. Clinical safety of combined targeted and Viscum album L. therapy in oncological patients. Medicines (Basel). 2018 Sep;5(3):100. Published online 2018 Sep 6. doi:10.3390/medicines5030100.
10. Friedemann Schad et al. Overall survival of stage IV non-small cell lung cancer patients treated with Viscum album L. in addition to chemotherapy, a real-world observational multicenter analysis. PLoS One. 2018 Aug 27;13(8):e0203058. doi:10.1371/journal.pone.0203058. eCollection 2018.

11. Johnson SB et al. Use of alternative medicine for cancer and its impact on survival. JNCI – Journal of the National Cancer Institute. 2018 Jan;110(Issue 1):121-4. Disponível em: https://doi.org/10.1093/jnci/djx145.
12. Rock CL; American Cancer Society Guideline for Diet and Physical Activity for Cancer Prevention. Ca Cancer J Clin. 2020.
13. Viscusea PV et al. Integrative medicine in cancer survivors. Curr Opin Oncol. 2017;29:000-000. doi:10.1097/CCO.0000000000000376.
14. Roekel E, Winkler E, Bours M, et al. Associations of sedentary time and patterns of sedentary time accumulation with health-related quality of life in colorectal cancer survivors. Prev Med Rep. 2016;4:262-9. This article confirms the impact of sedentary lifestyle on quality of life and fatigue scores. These data support future studies exploring the effectiveness of exercise therapy in colorectal cancer survivors.
15. Roekel E, Bours M, Breedveld-Peters J, et al. Modeling how substitution of sedentary behavior with standing or physical activity is associated with health related quality of life in colorectal cancer survivors. Cancer Causes Control. 2016;27:513-25. Simple study showing possible benefit for increased activity in subjective outcomes such as quality of life for colorectal cancer survivors. More specific prospective studies can further evaluate effective interventions for this patient population.
16. Brown JC, Ligibel JA. The role of physical activity in oncology care. J Natl Cancer Inst Monogr. 2017;2017:lgx017.
17. Deng GE, Rausch SM, Jones LW, et al. Complementary therapies and integrative medicine in lung cancer: diagnosis and management of lung cancer, 3rd ed: American College of Chest Physicians evidence-based clinical practice guidelines. Chest. 2013;143(5 Suppl.):e420S-e436S.
18. Moshe Frenkel et al. Complementary and integrative medicine in lung cancer: questions and challenges. The Journal of Alternative and Complementary Medicine. 2018;24(9-10):862-71. doi:10.1089/acm.2018.0175.
19. Simonavice E, Kim J, Panton L. Effects of resistance exercise in women with or at risk for breast cancer-related lymphedema. Supportive Care in Cancer. 2016;25:9-15. This work demonstrates that high-intensity resistance training does not increase lymphedema development in breast cancer survivors. Prior studies had looked at light resistance.
20. Abrams DI. An integrative approach to prostate cancer. The Journal of Alternative and Complementary Medicine. 2018;24(9-10):872-80. doi:10.1089/acm.2018.0169.
21. Abrams DI. Integrative oncology: the role of nutrition. In: Leser M, Bergerson S, Ledesma M, Trujillo E, eds. Clinical nutrition for oncology practice. New York: Elsevier; 2013.
22. Stanton AL, Bower JE. Psychological adjustment in breast cancer survivors. Adv Exp Med Biol. 2015;862:231-42.
23. Deng GE, Frenkel M, Cohen L, et al. Evidence-based clinical practice guidelines for integrative oncology: complementary therapies and botanicals. J Soc Integr Oncol. 2009;7:85-120.
24. Lengacher C, Reich R, Paterson C, et al. Examination of broad symptom improvement resulting from mindfulness-based stress reduction in breast cancer survivors: a randomized controlled trial. J Clin Oncol. 2016;34:2827-34. This was a novel, large, methodologic RCT that found significant impacts on multiple symptoms for breast cancer survivors when comparing MBRT with usual care. This amplifies the evidence supporting the use of mindfulness interventions in clinical practice for breast cancer survivors.
25. Schellekens M, Tamagawa R, Labelle L, et al. Mindfulness-based cancer recovery (MBCR) versus supportive expressive group therapy (SET) for distressed breast cancer survivors: evaluating mindfulness and social support as mediators. J Behav Med. 2016. [Epub ahead of print] This RCT found significant improvements in mood disturbance, stress symptoms, and social support for breast cancer survivors undergoing mindfulness-based stress reduction compared with Supportive Expressive Group Therapy. Social support appeared to be a key component of the mindfulness intervention.
26. Jahnke R, Larkey L, Rogers C, et al. A comprehensive review of health benefits of qigong and Tai Chi. Am J Health Promot. 2010;24:e1-e25.
27. Elkins G, Marcus J, Stearns V, et al. Randomized trial of a hypnosis intervention for treatment of hot flashes among breast cancer survivors. J Clin Oncol. 2008;26:5022-6.
28. Carpenter J, Margery LS, Maki PM, et al. Nonhormonal management of menopause-associated vasomotor symptoms. Menopause. 2015;22:1155-74.

29. Lesi G, Razzini G, Musti M, et al. Acupuncture as an integrative approach for the treatment of hot flashes in women with breast cancer: a prospective multicenter randomized controlled trial (AcCliMaT). J Clin Oncol. 2016;34:1795-802. This recent, multicenter RCT found promising efficacy for acupuncture as a treatment for hot flashes in breast cancer survivors.
30. Abrams DI. An integrative approach to prostate cancer. The Journal of Alternative and Complementary Medicine. 2018;24(9-10):872-80. doi:10.1089/acm.2018.0169.
31. Hu C, Zhang H, Wu W, et al. Acupuncture for pain management in cancer: a systematic review and meta-analysis. J Evid Based Complementary Altern Med. 2016;2016:1-13.
32. Salehi A, Marzban M, Zadeh A. Acupuncture for treating hot flashes in breast cancer patients: an updated meta-analysis. Support Care Cancer. 2016; 24:4895-9.
33. Choi T, Kim J, Lim H, Lee M. Acupuncture for managing cancer-related insomnia: a systematic review of randomized clinical trials. Integr Cancer Ther. 2016. [Epub ahead of print]
34. Zia FZ, Olaku O, Bao T, et al. The National Cancer Institute's Conference on Acupuncture for Symptom Management in Oncology: State of the Science, Evidence, and Research Gaps. J Natl Cancer Inst Monogr. 2017;2017: lgx005.
35. Chrousos GP, Gold PW. The concepts of stress and stress system disorders. Overview of physical and behavioral homeostasis. JAMA. 1992 Mar 4;267:1244-52.
36. Glaser R, Kiecolt-Glaser JK. Handbook of human stress and immunity. San Diego: Academic Press; 1994.
37. Chapman C. Psychoneuroimmunology, mind-body psychology and the fight or flight response. 2010 Dec 27.
38. Blanc-Lapierre A, Rousseau MC, Weiss D, et al. Lifetime report of perceived stress at work and cancer among men: a case-control study in Montreal, Canada. Prev Med 2017;96:28-35.
39. Kiecolt-Glaser JK, Glaser R. Psychoneuroimmunology and cancer: fact or fiction?. European Journal of Cancer. 1999;35:1603-7. doi:10.1016/s0959-8049(99)00197-5.
40. Giese-Davis J, Collie K, Rancourt KM, et al. Decrease in depression symptoms is associated with longer survival in patients with metastatic breast cancer: a secondary analysis. J Clin Oncol. 2011;29:413-20.
41. Franco D. Receita da paz, ditado pelo espírito Joanna de Angelis. Salvador: Ed. Leal; 1999.
42. Keleman S. Anatomia emocional. In: Respiração. São Paulo: Summus Editorial; 1992.

Capítulo 2

O Uso da Medicina Integrativa no Tratamento do Câncer Infantil

Karina Moreira Silva de Abreu

"A mais bela obra humana é ser útil aos outros."
Sófocles (496-406 a.C.)

A melhor coisa do mundo é ser mãe. Uma alegria indescritível, uma realização, a mais forte expressão do amor. O amor de uma mãe com seus filhos.

Depois que nossos filhos nascem, nossas vidas mudam *completamente*! Frequentemente converso sobre isso com meu marido: "Não consigo mais imaginar nossa vida juntos sem nossos dois filhos."

Com a maternidade vem junto o sentimento de preocupação natural de toda mãe. Aquela preocupação com a alimentação, com a saúde dos nossos filhos, com o crescimento, com a educação, com os relacionamentos...

Mães jamais deveriam ver seus filhos doentes; aliás, filhos jamais deveriam ficar doentes e morrer antes de seus pais. Não existe dor maior que a dor de uma mãe que presencia o sofrimento de um filho. Não há coisa pior para uma mãe do que ver um filho morrer, não há nada que aterrorize mais os pais do que receber um diagnóstico de doença grave de um filho.

Mas isso infelizmente ocorre. As crianças podem ficar gravemente doentes e é indiscutível que o câncer infantil existe.

Sou médica pediatra, minha especialidade é hematologia infantil. Ao longo da minha carreira, tive contato com muitas crianças gravemente enfermas, muitas delas com câncer, mas muitas com doenças benignas que podem ser consideradas tão ou até mais graves do que câncer. Todos esses casos têm um denominador comum: os pais extremamente fragilizados referindo um sentimento de impotência diante da doença de seus filhos. Em todos os casos, os pais afirmam que fariam qualquer coisa para ver seus filhos saudáveis novamente ou para que seus filhos voltassem a sorrir e parassem de sofrer. Todos os casos são carregados pelo apego aos mínimos sinais de melhora e às mais remotas esperanças.

Nesse pano de fundo, existe muito espaço para o uso das técnicas de medicina complementar justamente para oferecer alívio a essas crianças, que ficam muito fragilizadas física e emocionalmente com a doença e os tratamentos, que não são fáceis. Os pais, por sua vez, sentem-se acolhidos e empoderados, pois se tornam capazes de oferecer "algo a mais" que a medicina convencional não pode oferecer aos seus filhos doentes.

Este capítulo é destinado a mostrar as principais modalidades de saúde complementar que podem ser usadas para aliviar os sintomas e melhorar a qualidade de vida das crianças que fazem tratamento para câncer.

Apesar da escassez de estudos científicos a respeito da eficácia e do mecanismo de ação das diferentes modalidades terapêuticas complementares em crianças, existem indícios de que são largamente utilizadas em pacientes oncológicos. Um estudo francês revela que 48,6% das crianças em tratamento para câncer utilizam ou já utilizaram algum tipo de terapia integrativa para alívio dos sintomas, que na maioria dos casos há o consentimento do oncologista (59,3% dos casos) e que a modalidade mais procurada é a homeopatia (75,8%), com um nível de satisfação altíssimo de 74%.[1]

Outro estudo conduzido na Suíça mostra resultados muito parecidos com o uso das técnicas complementares em 53% dos casos, sendo a homeopatia também a mais utilizada, com um nível de satisfação de 87%.[2]

Esses dados nos confirmam a grande importância que esses tratamentos assumem na vida dessas crianças.

As práticas integrativas são mais usadas em países em desenvolvimento do que nos desenvolvidos. Um estudo canadense de revisão sistemática mostra essa predileção das populações de países em desenvolvimento por práticas curativas não medicamentosas, contudo o estudo considera que práticas sem comprovação científica ligadas às crenças religiosas, como as cirurgias espirituais, poderiam ser englobadas nessa categoria de tratamentos.[3] Obviamente a espiritualidade e a religião são importantes em um processo de cura, porém neste capítulo consideraremos apenas as práticas com comprovação definida pela ciência.

Atualmente, as terapias integrativas mais utilizadas em pacientes pediátricos que fazem tratamento oncológico visam justamente aumentar a resistência desses doentes aos efeitos adversos de quimioterapia e radioterapia, e diminuir o estresse emocional dos pacientes e dos familiares. Entre tais terapias, podemos destacar quatro tratamentos em especial que possuem certo nível de evidência científica: dietoterapia, hipnose, ioga e acupuntura.

Dietoterapia

Alguns alimentos e suplementos alimentares possuem propriedades capazes de aliviar os efeitos adversos da quimioterapia e da radioterapia empregadas no tratamento oncológico de crianças e adolescentes. Entre tais efeitos indesejáveis, podemos destacar náuseas, vômitos, diarreia e mucosites.

Esses suplementos englobam o uso de glutamina, vitamina E, colostro e probióticos.[4]

Para isso, recomendamos que pacientes em tratamento oncológico mantenham acompanhamento conjunto com um profissional da área de nutrição.

Hipnose

Hipnose é uma forma de comunicação muito poderosa na qual o terapeuta (hipnólogo) oferece uma sugestão direta ao subconsciente do paciente mediante técnicas específicas para cada uma das situações e sugestões. Quando a sugestão é aceita pelo subconsciente, ocorre uma "reprogramação mental" do indivíduo, capacitando-o a alterar um determinado comportamento, mudar um determinado sentimento, percepção ou sensação.

A hipnose pode ajudar crianças e adolescentes em tratamento oncológico a diminuir a sensação de mal-estar e a dor, corrigir transtornos do sono e melhorar quadros de ansiedade e depressão tanto dos pacientes quanto dos pais.[5]

Ioga

Transtornos de ansiedade e distúrbios do sono são queixas muito frequentes entre crianças e adolescentes que fazem tratamento oncológico. Atividades que envolvem meditação e ioga são de grande ajuda para promover o relaxamento e o controle dos transtornos de ansiedade.[6]

Além de melhorar os sintomas de ansiedade e insônia, a ioga aprimora a capacidade de concentração e raciocínio, ajudando a melhorar o desempenho nas atividades escolares.

Acupuntura

Entre as práticas integrativas em crianças e adolescentes com câncer, a acupuntura é a minha favorita. Quando pensamos em acupuntura, a imagem que vem à mente é de um paciente cheio de agulhas espetadas em diferentes partes do corpo. Isso muitas vezes contribui para que essa modalidade terapêutica se torne um verdadeiro tabu para muita gente, especialmente se o medo de agulhas estiver presente.

Na verdade, a acupuntura consiste na estimulação de determinadas áreas da superfície do nosso corpo onde existam terminações nervosas capazes de levar um estímulo até a medula espinhal e ativar determinadas vias neurais que regulam o sistema nervoso autônomo, neurotransmissores e hormônios. Em outras palavras, a acupuntura promove a regulação do organismo como um todo, além de ter um efeito analgésico imediato.

As agulhas não são a única maneira de estimularmos os pontos de acupuntura. Podemos usar estímulos elétricos, estímulos pressóricos, calor e *laser.* Portanto, quando atendemos um paciente que tem medo de agulhas ou uma criança, lançamos mão de outras modalidades de estímulo, como sementes de mostarda, tuiná (massagem dos pontos), eletroestimulação transcutânea (TENS), *laser* ou moxabustão (calor).

Um estudo efetuado no Centro Médico da Columbia University (Nova York) avaliando os efeitos do uso de acupuntura em pacientes oncológicos pediátricos mostrou que sua associação ao tratamento oncológico reduz a incidência de sintomas como dores, náuseas, falta de energia e irritabilidade, reforçando a importância do uso da medicina integrativa.[7] Um estudo brasileiro realizado por pesquisadores do Instituto Nacional do Câncer em parceria com a Universidade Federal Fluminense demonstrou que o uso de acupuntura com *laser* em pacientes oncológicos pediátricos submetidos à quimioterapia ajudou a diminuir a incidência de náuseas e vômitos.[8]

Obviamente a divisão dessas modalidades terapêuticas é meramente didática, uma vez que na vida real utilizamos associações entre tais técnicas para obter melhores resultados. A escolha de qual modalidade de medicina integrativa utilizar para cada paciente depende fundamentalmente do profissional que está executando o tratamento e de características individuais de cada um.

Eu, particularmente, gosto muito de associar mudanças dietéticas e acupuntura. Sinto-me confortável para tratar meus pacientes dessa forma e percebo que a aceitação de tais tratamentos é muito grande.

Entretanto, o melhor de todos os tratamentos é, sem dúvida, oferecer amor, carinho e acolhimento aos pacientes e familiares de maneira que se sintam seguros e amparados para enfrentar uma doença que ainda hoje é carregada de muito terror e estigmas, apesar de toda a evolução tecnológica já alcançada.

Para ilustrar este capítulo, gostaria de mencionar como exemplo um caso muito incomum e ao mesmo tempo muito interessante conduzido por um colega médico acupunturista, que tive a oportunidade de presenciar. O caso é de um paciente de 7 anos de idade com um quadro de osteossarcoma de membro inferior direito que havia sido tratado com uma amputação de coxa proximal. A cirurgia foi curativa, a lesão foi completamente removida e o paciente andava com a ajuda de órtese (uma prótese). Depois de alguns meses da amputação, o paciente começou a desenvolver um quadro de dor no membro amputado como se este ainda estivesse presente. A possibilidade de recidiva da doença no coto da amputação havia sido afastada e chegou-se ao diagnóstico de dor no membro fantasma, uma complicação muito frequente em pacientes amputados, porém adultos. Ele foi tratado com diversos tipos de analgésicos, antidepressivos, neuromoduladores, mas a dor persistia. Foram então realizadas sessões de eletroacupuntura, além do uso de sementes de mostarda (auriculoterapia). Depois da quinta sessão, o paciente estava completamente sem dor e podia caminhar novamente com sua prótese. Um final feliz para um garoto que estava triste por apresentar dor e, consequentemente, limitação de movimento. Um menino que tinha a mesma idade do meu filho mais velho.

Referências

1. Menut V, Seigneur E, Gras Leguen C, Orbach D, Thebaud E. Utilisation des médecines complémentaires et alternatives chez l'enfant et l'adolescent atteint de cancer: une pratique fréquente [Complementary and alternative medicine use in two French pediatric oncology centers: a common practice]. Bull Cancer. 2019;106(3):189-200. doi:10.1016/j.bulcan.2018.11.017.
2. Magi T, Kuehni CE, Torchetti L, Wengenroth L, Lüer S, Frei-Erb M. Use of complementary and alternative medicine in children with cancer: a study at a Swiss University Hospital. PLoS One. 2015;10(12):e0145787. Published 2015 Dec 22. doi:10.1371/journal.pone.0145787.
3. Diorio C, Lam CG, Ladas EJ, et al. Global use of traditional and complementary medicine in childhood cancer: a systematic review. J Glob Oncol. 2017;3(6):791-800. doi:10.1200/JGO.2016.005587.
4. Kelly KM. Bringing evidence to complementary and alternative medicine in children with cancer: focus on nutrition-related therapies. Pediatr Blood Cancer. 2008;50(2 Suppl):490-8. doi:10.1002/pbc.21402.
5. Grégoire C, Chantrain C, Faymonville ME, Marini J, Bragard I. A hypnosis-based group intervention to improve quality of life in children with cancer and their parents. Int J Clin Exp Hypn. 2019;67(2):117-35. doi:10.1080/00207144.2019.1580965.
6. Hooke MC, Gilchrist L, Foster L, Langevin M, Lee J. Yoga for children and adolescents after completing cancer treatment. J Pediatr Oncol Nurs. 2016;33(1):64-73. doi:10.1177/1043454214563936.
7. Chokshi SK, Ladas EJ, Taromina K, et al. Predictors of acupuncture use among children and adolescents with cancer. Pediatr Blood Cancer. 2017;64(7):10.1002/pbc.26424. doi:10.1002/pbc.26424.
8. Varejão CDS, Santo FHDE. Laser acupuncture for relieving nausea and vomiting in pediatric patients undergoing chemotherapy: a single-blind randomized clinical trial. J Pediatr Oncol Nurs. 2019;36(1):44-54. doi:10.1177/1043454218810140.

Quais São as Modalidades de Dieta Recomendadas para Pacientes com Câncer?

Thiago José Martins Gonçalves

"O corpo cura por si mesmo. O médico é só um assistente da natureza."
Hipócrates

É comum o interesse em saber o que comemos e como a alimentação afeta a nossa saúde. Atualmente, já sabemos que uma estratégia de alimentação saudável é uma das melhores armas na prevenção contra o câncer. A nutrição pode atuar como fator de prevenção primária de duas maneiras: estimulando a ingestão de nutrientes que atuam como fatores protetivos e evitando a ingestão de alimentos previamente conhecidos pelo seu potencial cancerígeno. Além disso, o papel da alimentação é fundamental tanto na forma de prevenção ao aparecimento de alguns tipos de cânceres quanto no próprio processo de desenvolvimento e tratamento do tumor.

Dados da Organização Mundial da Saúde (OMS) mostram que hábitos alimentares saudáveis podem prevenir de 3 a 4 milhões de casos novos de cânceres a cada ano, já que a nutrição está relacionada com fatores de prevenção em aproximadamente 30% dos cânceres nos países desenvolvidos e 20% naqueles em desenvolvimento.[1] Portanto, os alimentos contêm, simultaneamente, substâncias que são protetoras e outras que podem causar danos celulares.

É importante ressaltar que a alimentação adequada, além de fornecer calorias como fonte energética e nutrientes essenciais para o metabolismo celular, também pode contribuir com seus efeitos benéficos, prevenindo ou retardando a evolução do câncer. A modificação dietética pode não somente influenciar no estado de saúde geral como também contribuir para o aumento do risco de outras doenças crônicas, como a obesidade.[2]

A busca por nutrientes com efeitos benéficos à saúde está cada vez maior, e a preocupação atual tem feito com que o consumo de uma alimentação saudável esteja em voga nesse âmbito. Alguns alimentos funcionais e compostos bioativos específicos de alimentos têm potencial para a prevenção de tumores e já foram caracterizados, por exemplo, polifenóis, fibras, ácidos graxos ômega-3 e ácidos graxos monoinsaturados.[1]

Por outro lado, álcool ou nitrosaminas foram identificados como ingredientes correlacionados com um risco aumentado de câncer.[1,3]

Compostos bioativos e alimentos funcionais

Uma alimentação rica em fitoquímicos visa à prevenção do câncer por mecanismos anticarcinogênicos, anti-inflamatórios, antiangiogênicos, antiproliferativos e antioxidantes. Estima-se que mais de 5 mil fitoquímicos estejam contidos em frutas, vegetais e grãos integrais, e os seus benefícios estão no controle do estresse oxidativo e na inflamação celular.[3,4]

O estresse oxidativo é responsável pelo dano e pela mutação do DNA e, para prevenir ou retardar esse mecanismo, há necessidade de consumir quantidades suficientes de antioxidantes que neutralizam esses radicais livres e regularizam a expressão gênica do DNA na proliferação e diferenciação das células. Eles também reduzem a inibição de lesões intracelulares causadas pelos radicais livres, além de metabolizarem compostos tóxicos e de manterem um equilíbrio celular.[4]

Já está bem estabelecido que o risco de câncer é duas vezes maior em indivíduos com baixo consumo de frutas, vegetais e grãos integrais. Sendo assim, os fitoquímicos presentes em compostos bioativos de alimentos funcionais têm propriedades quimiopreventivas e são capazes de impedir e reverter a iniciação, progressão e promoção da carcinogênese.[5]

O National Cancer Institute (NCI) estimou por análise laboratorial a presença de mais de 100 fitoquímicos diferentes presentes em apenas uma porção de vegetais. A orientação mais atual do instituto é de um consumo diário de 400 g de vegetais e frutas: três porções de verduras e legumes (sem amido) e 2 porções de frutas, sempre de cores variadas e livres de agrotóxicos. O tamanho de cada porção (80 g) equivale à quantidade de alimento que caiba na palma da mão (picados ou na forma inteira).[1,6]

O American Institute for Cancer Research (AICR), um instituto americano de pesquisa em oncologia, recomenda que no mínimo dois terços do prato sejam preenchidos com vegetais, frutas, grãos integrais e leguminosas. Entre diversos compostos bioativos essenciais para a quimioprevenção celular, podemos citar o consumo de carotenoides, catequinas, resveratrol, sulfonarados, flavonoides e crucíferas, que podem ser encontrados em uvas, maçãs, brócolis, linhaça, leguminosas (feijões, ervilhas e lentilhas), vegetais folhosos verde-escuros, alho, tomate e grãos integrais.[6,7]

Os ácidos graxos ômega-3, 6 e 9, bioativos solúveis em gordura com propriedades nutracêuticas (tocoferóis e fitoesteróis), vitaminas (vitaminas B_1, B_2, B_6, niacina, tiamina e α-tocoferol, a forma mais ativa de vitamina E), minerais essenciais (selênio, potássio, magnésio, fósforo, manganês, ferro, zinco e cobre, e um baixo nível de sódio), aminoácidos essenciais, fenólicos antioxidantes (ácido cafeico), fibra alimentar (solúvel), flavonoides (como catequina, epicatequina, quercetina, procianidinas), ácidos fenólicos (como ácidos gálico e protocatecuico) podem ser considerados alimentos funcionais, que exercem benefícios fisiológicos, além da função nutricional básica.[6,7]

Como podemos ver, existe uma infinidade de fitoquímicos que parecem proteger contra o câncer e, enquanto isso, existem vários caminhos que podem ser influenciados simultaneamente. Selecionamos alguns exemplos de nutracêuticos que agem contra a inflamação e o estresse oxidativo,[8] como demonstrado no Quadro 3.1.

Considerando o complexo, muitas vezes sinérgico, efeito benéfico de misturas de compostos bioativos presentes em uma dieta saudável, esses fitoquímicos podem ser um novo adjuvante na abordagem útil em combinação com quimioterápicos para superar a resistência a medicamentos ou metástases tumorais na terapia contra o câncer.[1,6]

Quadro 3.1. Compostos bioativos e fitoquímicos com propriedades preventivas ao câncer.

Bioativos/fitoquímicos	Tipos de câncer	Alimentos-fonte
Carotenoides	Cólon, próstata, mama, ovário, pulmão e trato gastrointestinal	Tomate, pimentão vermelho, cenoura, abóbora, mamão e beterraba
Resveratrol	Cólon, mama, pulmão, pele e câncer hematológico	Uvas, vinho tinto, mirtilo, morango, amendoim e nozes
Organossulfurados	Estômago, cólon, próstata, bexiga, pulmão e mama	Alho e cebola
Curcumina	Melanoma, cólon, linfoma gástrico, mama, cabeça e pescoço, pulmão e fígado	Açafroeira-da-índia (*Curcuma longa*)
Catequinas e polifenóis	Bexiga, pulmão, cólon, pâncreas, mama, próstata, pele e ovário	Chá-verde (*Camelia sinensis*)
Glicosinolatos (nitrilas e tiocianatos)	Pulmão, estômago, cólon, próstata e mama	Couve, repolho, brócolis, couve-flor, couve-de-bruxelas e nabo
Gingerol	Esôfago, estômago, pele, mama, próstata, boca, rim	Gengibre fresco
Procianidinas e flavonoides	Pulmão, fígado, próstata, cólon, mama e leucemias	Cacau, chocolates (teor maior de 70% em cacau)
Quercetina	Mama, estômago e fígado	Maçã com casca, cerejas, uvas, pimentão amarelo e alcaparras

Fonte: Desenvolvido pela autoria do capítulo.

Existe uma dieta anticâncer?

É importante ressaltar que não existe uma "dieta anticâncer" isolada, ou seja, nenhum alimento isoladamente é capaz de prevenir ou induzir o aparecimento do tumor. Esse processo ocorre por interação de fatores internos (fatores genéticos) e externos (hábitos de vida), entre os quais um padrão alimentar saudável pode auxiliar tanto como prevenção primária quanto ser utilizado na estratégia de uma prevenção secundária.[7,8]

Muitas evidências sugerem que o ponto-chave do termo "dieta anticâncer" seja encontrado na sinergia de vários compostos que atuam em conjunto em nosso organismo para oferecer a proteção necessária às células saudáveis contra o desenvolvimento do câncer.[8]

Em vez de focar em nutrientes únicos, a avaliação dos padrões alimentares pode ser uma abordagem mais adequada para esclarecer as conexões entre nutrição e câncer.[9] Em contraste com as associações baseadas em análises de um único nutriente, os padrões alimentares permitem uma avaliação simultânea de componentes favoráveis e desfavoráveis nos alimentos, bem como de suas interdependências.[8,9]

Entre as principais estratégias preventivas e protetoras no combate ao câncer, podemos destacar alguns nutrientes que apresentam substâncias químicas cujo objetivo é inibir, retardar ou reverter o desenvolvimento de alguns tipos de câncer. Alguns padrões alimentares têm sido discutidos nesse cenário e serão comentados a seguir: dieta do Mediterrâneo, dietas vegetarianas e dietas restritivas, como a cetogênica.

A dieta do Mediterrâneo

Para maior clareza e para garantir uma dieta saudável, é importante considerar na nutrição os índices de qualidade e quantidade de componentes bioativos nos alimentos que tenham potencial efeito preventivo sobre o câncer. A dieta do Mediterrâneo é um padrão alimentar feito pela combinação adequada de alimentos de qualidade avaliados tanto com base no teor de macro e micronutrientes quanto pela ausência de substâncias contaminantes, como pesticidas, fertilizantes e disruptores endócrinos, que podem alterar a microbiota intestinal e interferir na imunidade como um todo.[10,11]

Nesse contexto, a dieta do Mediterrâneo se destaca e é caracterizada por um alto consumo de alimentos à base de plantas, especialmente produtos integrais, vegetais, frutas, nozes e legumes, com ingestão regular de peixes e frutos do mar, em oposição à dieta anglo-saxônica.[10] Ovos, carnes vermelhas e processadas, bem como laticínios com alto teor de gordura, são consumidos em menores quantidades. Indicadores adicionais frequentemente usados para descrever a dieta do Mediterrâneo são o consumo moderado de álcool, de preferência o vinho tinto, tomado às refeições, e a gordura, que é predominantemente fornecida na forma de azeite de oliva.[9,10] Tomado em conjunto, isso resulta em um padrão alimentar com baixo teor de ácidos graxos saturados (7% a 8% do consumo total diário de energia) e uma percentagem total de gordura de 30% a 40% ao dia. Também é importante reconhecer a frequência da ingestão dos alimentos. Foi assim que nasceu a pirâmide alimentar, que relaciona todos esses aspectos nutricionais (Figura 3.1).

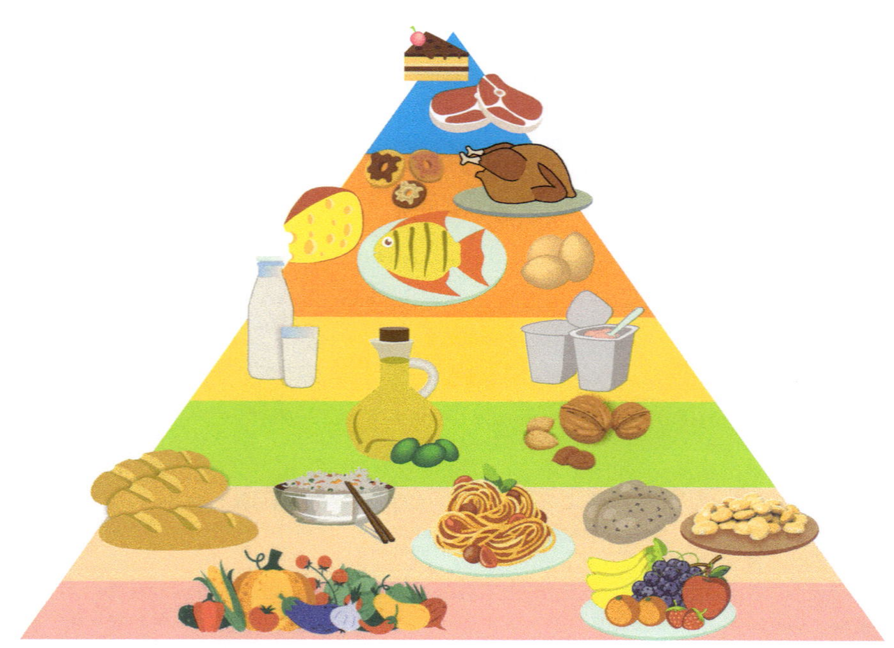

Figura 3.1. Pirâmide alimentar da dieta do Mediterrâneo.
Fonte: Adaptada de Barilla Center for Food and Nutrition.

De acordo com o entendimento atual, os principais fatores contra respostas inflamatórias imunomediadas, como aqueles que ocorrem no câncer, bem como sua potencial aplicação clínica, são, de um lado, os baixos níveis de colesterol e, do outro, altos níveis de antioxidantes contidos em frutas e legumes, além de ácidos graxos monoinsaturados presentes em peixes, nozes e azeite de oliva.[10,11]

Em recente revisão sistemática de 56 estudos observacionais sobre os efeitos da dieta do Mediterrâneo na incidência e na mortalidade de diferentes tipos de câncer, os resultados confirmaram associação inversa entre a adesão à dieta do Mediterrâneo e os problemas gerais relacionados, como mortalidade e risco de desenvolver vários tipos de câncer, incluindo de mama, colorretal, gástrico, de próstata, de fígado, de cabeça e pescoço, de pâncreas e de pulmão.[11]

O azeite de oliva tem sido objeto de vários estudos epidemiológicos que sugerem seu papel protetor no câncer. Associações entre aumento do consumo de azeite e diminuição do risco de desenvolver câncer de mama e colorretal foram observadas.[11,12] Os principais efeitos protetores do azeite são atribuíveis à presença de ácidos graxos monoinsaturados e compostos fenólicos, incluindo fenóis simples, flavonoides e lignanas (neutralizadoras de estrogênios).

O ácido oleico é o ácido graxo predominante no azeite, embora os ácidos linoleico e palmítico também estejam presentes, em menor quantidade. Uma revisão sistemática (13.800 participantes com câncer) em 19 estudos observacionais encontrou uma relação inversa entre consumo de óleo e prevalência de cânceres de mama e de trato gastrointestinal.[12]

As fibras presentes na dieta do Mediterrâneo também são importantes moduladoras da microbiota intestinal e, além de aumentarem o volume das fezes e diminuírem o tempo de trânsito no cólon, reduzem o tempo em que as células epiteliais do cólon são expostas aos agentes carcinogênicos fecais.[8,13] Aumentar a ingestão diária da fibra alimentar para 20 g a partir da ingestão média atual reduziria a taxa de carcinogênese colorretal em 40%.[13]

Propõe-se que o butirato, um subproduto dos ácidos graxos de cadeia curta oriundos da fermentação bacteriana no intestino, contribua para os efeitos oncoprotetores da fibra, uma vez que diminui a proliferação celular, a migração e a apoptose induzida em células de câncer de cólon.[9]

O efeito protetor das nozes e sementes presentes na dieta do Mediterrâneo parece ser evidente contra neoplasias digestivas. Em recente estudo com 478.040 participantes, houve redução em 31% no risco de câncer de cólon pelo maior consumo de nozes e sementes (ingestão média de 16 g/dia) *versus* menor consumo (ingestão média de 4 g/dia).[10] Metanálise recente também relatou que maior ingestão de nozes diminuiu significativamente o risco de morte por câncer em comparação com a categoria de ingestão baixa.[13]

Dieta vegetariana

A dieta vegetariana abrange uma série de padrões alimentares que têm como base comum a abstinência da carne e peixe. A escolha do vegetarianismo nos tempos antigos dependia principalmente de escolhas religiosas e foi discutida pela primeira vez nas culturas da Grécia antiga e da Índia. Já nos países ocidentais, onde a carne vermelha e as aves são a base da ingestão de proteínas, está se tornando cada vez mais popular, tanto por razões éticas quanto pela própria saúde e por motivos relacionados com a carcinogênese das carnes vermelha e processada.[14]

Do ponto de vista teórico, uma dieta rica em antioxidantes, fibras e ácidos graxos monoinsaturados e poli-insaturados deve diminuir a incidência de mortalidade pelo câncer. No entanto, evidências científicas sobre o efeito anticâncer do vegetarianismo permanecem escassas em comparação com os dados disponíveis sobre a dieta do Mediterrâneo. Metanálise de nove estudos realizados com câncer de mama (*n* = 3.441), colorretal (*n* = 4.062) e câncer de próstata (*n* = 1.932) não encontrou associação entre vegetarianos em comparação com uma dieta não vegetariana.[15] Em vez disso, foi encontrada uma associação negativa entre câncer e dieta semivegetariana, definida como baixo consumo de carne (mais de uma vez por mês, mas menos de uma vez por semana) e também com um pescovegetariano, definida como consumo de peixe mais de uma vez por mês. A partir desses resultados, parece que há alta heterogeneidade entre os padrões alimentares definidos como vegetarianismo, o que pode confundir a análise.[15,16]

Apesar dessas limitações, em uma recente revisão sistemática e metanálise incluindo 86 estudos transversais e 10 estudos prospectivos sobre dietas vegetarianas e veganas, pesquisadores mostraram que nenhuma diferença significativa foi observada na redução em câncer de mama, colorretal, próstata e câncer de pulmão em comparação com onívoros.[16] Esses resultados mais recentes não podem ser considerados definitivos, tanto pelo número limitado de estudos e assuntos quanto porque não leva em consideração a duração do vegetarianismo ou da dieta vegana, que é sem dúvida um importante elemento restritivo no estilo de vida. Além disso, os onívoros incluem grande variabilidade no tipo, na frequência e na quantidade de carne consumida.

Dieta cetogênica

Dietas com restrição calórica são reconhecidas como uma estratégia terapêutica para reduzir o risco de doenças crônicas, garantindo melhor longevidade e aumento da expectativa de vida por modulação e proteção da neurogênese. Isso despertou o interesse de pesquisadores em câncer, já que o efeito da fome de curto prazo está relacionado com a diminuição de níveis de glicose e o fator de crescimento da insulina (IGF-1), que exerce um potente efeito tumorigênico em uma variedade de células cancerígenas, promovendo a proliferação e inibindo a destruição celular.[17]

As dietas cetogênicas são pobres em carboidratos (geralmente inferiores a 50 g/dia) e, consequentemente, mais abundantes em lipídios e proteínas. Sob essa condição, o corpo humano faz uso de outros mecanismos para gerar energia, produzindo corpos cetônicos por privação dos carboidratos. Na última fase da privação alimentar, a glicose se torna escassa e corpos cetônicos se tornam a fonte mais prevalente de energia, promovendo uma diminuição de radicais livres e menor produção e crescimento/proliferação celular.[17,18]

A redução no fornecimento de glicose e das concentrações de insulina/IGF-1 é capaz de reduzir a sensibilização nas células tumorais, porém também será reduzida em células normais, prejudicando os mecanismos de ativação de síntese de proteínas musculares e manutenção da massa corporal, além da possibilidade do impacto com perda de peso durante o tratamento oncológico.[18]

Por outro lado, embora exista uma considerável atenção de pesquisadores e da mídia por seu potencial papel no tratamento do câncer, ainda faltam evidências práticas sobre os benefícios no desenvolvimento e na progressão do tumor, bem como na redução dos efeitos colaterais da terapia do câncer. Evidências clínicas mais robustas e consistentes que investigam grupos comparáveis de pacientes com metodologia específica, protocolos alimentares e resultados consistentes, incluindo efeitos colaterais como perda de peso e de massa magra corporal, são necessárias antes que a dieta cetogênica possa ser recomendada para qualquer diagnóstico de câncer ou como terapia adjuvante para pacientes oncológicos.[19]

Fatores cancerígenos nos alimentos

Maus hábitos alimentares estão diretamente relacionados com o aumento das estatísticas de câncer. A vida moderna, cada vez mais agitada, dificultou o bom hábito de preparar os próprios alimentos e deu lugar aos alimentos industrializados e prontos para consumo ou de fácil preparo.[20-22] Em geral, esses alimentos apresentam substâncias com alto teor carcinogênico, e entre elas podemos citar:

- **Nitrosaminas:** os nitritos e nitratos são substâncias com alto potencial cancerígeno. O antigo hábito de usar sal grosso na conservação de carnes e peixes foi um dos responsáveis pela alta incidência de câncer gástrico. Existe um elevado teor dessas substâncias em alimentos embutidos como salsichas e presuntos.
- **Alimentos defumados:** podem conter substâncias policíclicas aromáticas com alto potencial cancerígeno como benzopirenos, fluorantenos, crisenos e benzoantracenos. Essas substâncias causam aumento da incidência de câncer gástrico e colorretal.
- **Corantes**: para melhorar a apresentação de certos alimentos e os tornar mais atrativos, doces, balas, biscoitos, refrigerantes e sorvetes podem conter altas doses de corantes artificiais.
- **Praguicidas:** são substâncias utilizadas na agricultura para eliminar destruidores da colheita (inseticidas, fungicidas e herbicidas). Muitas dessas substâncias apresentam potencial cancerígeno principalmente para câncer de fígado, pulmão e linfomas, contaminando verduras, frutas e legumes.

Conclusão

Evidências convincentes sugerem que prevenir a obesidade e desencorajar padrões alimentares “ocidentais”, promovendo padrões “prudentes não restritivos”, como o padrão mediterrâneo, resulta em significativa redução da incidência de câncer e melhor manejo do doente oncológico. Essas recomendações de estilo de vida devem ser estendidas aos pacientes submetidos às cirurgias curativas, porque podem reduzir as recorrências primárias de tumores. Com base no bom perfil de tolerabilidade e promissora atividade anticâncer, algumas terapias complementares podem melhorar o prognóstico, especialmente em combinação com terapias padronizadas. Na era da medicina de precisão, quando tratamentos contra o câncer são racionalmente projetados para vias moleculares-alvo em tumores ou subgrupos de pacientes específicos, usar dietas rígidas ou suplementos como “balas mágicas” para generalizar o tratamento de todos os tipos de pacientes e cânceres parece ser uma expectativa irreal e ingênua. Em vez de focar nutrientes únicos, a avaliação dos padrões alimentares como um todo pode ser uma abordagem mais adequada para esclarecer as conexões entre nutrição e câncer.

Dicas importantes

- Não existe uma dieta anticâncer isolada; um padrão alimentar saudável ainda é a melhor estratégia na prevenção e no tratamento. Podemos citar os nutrientes da dieta do Mediterrâneo como essenciais nesse processo.

- Mantenha-se com um peso saudável: além de reduzir o risco de câncer, também reduz o risco das doenças crônicas como as doenças do coração e o diabetes. A obesidade está associada a um processo inflamatório crônico e também pode contribuir para o aumento do risco de alguns tipos de cânceres (de cólon, mama, endométrio e pâncreas).
- Mantenha-se fisicamente ativo como rotina diária: seja pelo menos moderadamente ativo e siga as orientações de atividades físicas de acordo com seu perfil.
- Controle o consumo de carne vermelha e evite alimentos processados e embutidos: limite a quantidade de ingestão das carnes vermelhas para menos de 500 g por semana e elimine o consumo dos alimentos embutidos e processados como mortadela, presuntos, salames, *bacon*, carnes defumadas e conservadas. Esse tipo de alimento tem grande quantidade de nitritos, nitratos e sódio, e pode aumentar o risco de câncer.
- Evite a ingestão de bebidas açucaradas, alimentos gordurosos, *fast food* ou outros alimentos ricos em amido ou defumados.
- Consuma diariamente alimentos ricos em fibras e propriedades antioxidantes como frutas, legumes, verduras e grãos integrais. Eles fortalecem o sistema imune e protegem as células dos efeitos nocivos dos radicais livres que causam danos ao DNA celular.

Referências

1. Piovacari SMF, Barrére APN. Nutrição clínica na oncologia. Série Terapias de Suporte em Oncologia – Um Cuidado Centrado no Paciente. Rio de Janeiro: Atheneu; 2019.
2. Zitvogel L, Pietrocola F, Kroemer G. Nutrition, inflammation and cancer. Nat Immunol. 2017;18(8):843-50.
3. Pereira A, Gonçalves SEAB. Nutrologia na oncologia. Série Terapias de Suporte em Oncologia – Um Cuidado Centrado no Paciente. Rio de Janeiro: Atheneu; 2019.
4. Sapienza C, Issa JP. Diet, nutrition, and cancer epigenetics. Annu Rev Nutr. 2016;36:665-81.
5. Banikazemi Z, Haji HA, Mohammadi M, et al. Diet and cancer prevention: dietary compounds, dietary MicroRNAs, and dietary exosomes. J Cell Biochem. 2018;119(1):185-96.
6. Barrére APN, Pereira A, Hamerschlak N, Piovacari SMF. Guia nutricional de oncologia. Rio de Janeiro: Atheneu; 2017.
7. Soldati L, Di Renzo L, Jirillo E, Ascierto PA, Marincola FM, De Lorenzo A. The influence of diet on anti-cancer immune responsiveness. J Transl Med. 2018;16(1):75.
8. Hirano T, Hirayama D, Wagatsuma K, Yamakawa T, Yokoyama Y, Nakase H. Immunological mechanisms in inflammation-associated colon carcinogenesis. Int J Mol Sci. 2020;21(9):3062.
9. Rastogi YR, Saini AK, Thakur VK, Saini RV. New insights into molecular links between microbiota and gastrointestinal cancers: a literature review. Int J Mol Sci. 2020;21(9):3212.
10. Mentella MC, Scaldaferri F, Ricci C, Gasbarrini A, Miggiano GAD. Cancer and Mediterranean diet: a review. Nutrients. 2019;11(9):2059.
11. Schwingshackl L, Schwedhelm C, Galbete C, Hoffmann G. Adherence to Mediterranean diet and risk of cancer: an updated systematic review and meta-analysis. Nutrients. 2017;9(10):1063.
12. D'Alessandro A, De Pergola G, Silvestris F. Mediterranean diet and cancer risk: an open issue. Int J Food Sci Nutr. 2016;67(6):593-605.
13. Martínez-Poveda B, Torres-Vargas JA, Ocaña MDC, García-Caballero M, Medina MÁ, Quesada AR. The Mediterranean diet, a rich source of angiopreventive compounds in cancer. Nutrients. 2019;11(9):2036.
14. Demeyer D, Mertens B, De Smet S, Ulens M. Mechanisms linking colorectal cancer to the consumption of (processed) red meat: a review. Crit Rev Food Sci Nutr. 2016;56(16):2747-66.
15. Dinu M, Abbate R, Gensini GF, Casini A, Sofi F. Vegetarian, vegan diets and multiple health outcomes: a systematic review with meta-analysis of observational studies. Crit Rev Food Sci Nutr. 2017;57(17):3640-9.

16. Melina V, Craig W, Levin S. Position of the Academy of Nutrition and Dietetics: vegetarian diets. J Acad Nutr Diet. 2016;116(12):1970-80.
17. Erickson N, Boscheri A, Linke B, Huebner J. Systematic review: isocaloric ketogenic dietary regimes for cancer patients. Med Oncol. 2017;34(5):72.
18. Klement RJ. The emerging role of ketogenic diets in cancer treatment. Curr Opin Clin Nutr Metab Care. 2019;22(2):129-34.
19. Vernieri C, Nichetti F, Raimondi A, et al. Diet and supplements in cancer prevention and treatment: clinical evidences and future perspectives. Crit Rev Oncol Hematol. 2018;123:57-73.
20. Aune D, Lau R, Chan DS, Vieira R, Greenwood DC, Kampman E, Norat T. 2012. Dairy products and colorectal cancer risk: a systematic review and meta-analysis of cohort studies. Ann Oncol. 23:37-45.
21. Ganjavi M, Faraji B. Late effect of the food consumption on colorectal cancer rate. Int J Food Sci Nutr. 2019;70(1):98-106.
22. Bellamri M, Turesky RJ. Dietary carcinogens and DNA adducts in prostate cancer. Adv Exp Med Biol. 2019;1210:29-55.

3.1 A Dieta Cetogênica e o Câncer

Simone Tamae Kikuchi

Há pouco tempo a dieta cetogênica (DC) vem sendo estudada como uma terapia metabólica para o tratamento do câncer. A ideia parte do pressuposto de que a manipulação da dieta seria um caminho para reduzir o consumo de glicose pelo tumor e consequentemente seu crescimento.[1]

As DC são ricas em gorduras e pobres em carboidratos. A razão mais utilizada é de 4:1 de gordura/carboidrato e proteína, podendo haver variações das proporções de macronutrientes (Figura 3.2).[2,3] O raciocínio vem de que o baixo teor de carboidrato na dieta pode causar redução da glicose sanguínea e maior controle glicêmico geral, bem como menor consumo da glicose pela célula tumoral.[2]

De acordo com o Ministério da Sáude,[4] a divisão de macronutrientes para a população brasileira deve ser de 55% a 75% de carboidratos, 15% a 30% de proteínas e 10% a 15% de gorduras. A diretriz BRASPEN de terapia nutricional no paciente com câncer[5] recomenda para o paciente oncológico de 1 a 2 g/proteína kg/dia, correspondendo em média a 25% das necessidades calóricas totais. De igual modo, o *guideline* da ESPEN[6] recomenda de 1,2 a 2 g/proteína/kg/dia para garantir uma ótima oferta de nitrogênio. No entanto, deve-se ter atenção às funções renal e hepática para a determinação da oferta proteica.

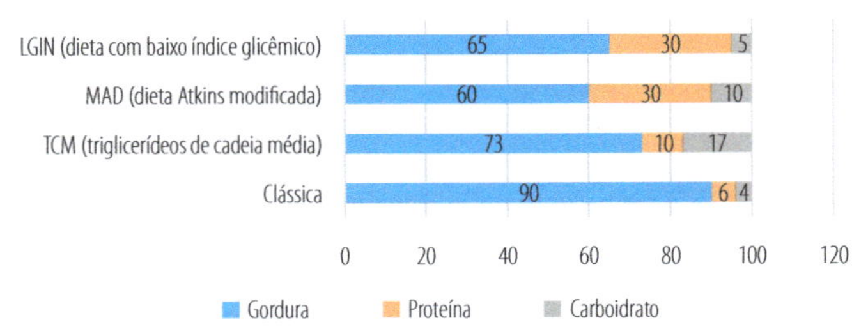

Figura 3.2. Composição de diversas dietas cetogênicas.
Fonte: Adaptada de Schoeler NE et al., 2016.[8]

Pacientes oncológicos devem ser monitorados diariamente, pois essas insuficiências orgânicas requerem modulações diárias na quantidade de proteína.[7] Na DC, a distribuição de macronutrientes vai contra qualquer uma das recomendações citadas, sendo de 90% de gordura, 6% de proteínas e 4% de carboidratos.[2]

A quantidade de proteínas oferecida pela DC clássica ao paciente oncológico precisa ser mais profundamente estudada, uma vez que está muito aquém das recomendações. Além disso, o aminoácido entra como substrato no ciclo do ácido cítrico, podendo influenciar na necessidade proteica desse grupo e não conferindo os mesmos benefícios observados em outras patologias, como a epilepsia.[9]

Um estudo de grupo com pacientes com glioblastoma e outro com diversos tumores sólidos, ambos sem grupo-controle, não demonstraram resposta tumoral com o uso da DC.[6]

Na revisão de Sremanakova,[10] que contava com 11 estudos com uso de dieta oral cetogênica nas suas 4 variações de composição, 9 estudos mostraram perda de peso entre 1,86 e 13 kg, sendo aferido entre 2,4 e 97,8 semanas; somente 1 estudo mensurou a composição corporal (perda de massa gorda e aumento de massa magra). Quanto à progressão tumoral, a ferramenta utilizada para diagnóstico foi citada em apenas 8 estudos, sendo 4 por ressonância magnética, 3 por tomografia por emissão de pósitrons e 1 por tomografia computadorizada. Como resultado da baixa adesão à dieta, a maioria dos estudos não conseguiu uma análise estatística.

A adesão é um fator fundamental a ser considerado. De 102 pacientes que iniciaram a intervenção com DC, somente 49% completaram o período de dieta e, dessa forma, quase nenhum paciente atingiu os valores de cetose que poderiam ter finalidade terapêutica. A maior parte dos estudos relatou como evento adverso fadiga, obstipação, diarreia, hiperuricemia e vômito.[10] A DC em geral tem baixa ingestão de fibras, o que pode ter piorado essa queixa.

Outra queixa comum aos pacientes oncológicos é a alteração do paladar. A DC, por sua baixa palatabilidade, pode levar à ingestão insuficiente de energia e perda de peso.[6] Além disso, somente 4 estudos tiveram apoio de nutricionistas ou especialistas em nutrição para orientação e melhora da adesão.[10]

No geral, observou-se que pacientes em DC perdem peso, motivo de preocupação para pacientes sarcopênicos e ou em risco nutricional,[10] uma vez que a composição corporal e o estado nutricional são diretamente relacionados com os resultados clínicos e desfechos.

O paciente oncológico já transita com diversos efeitos colaterais decorrentes dos tratamentos (quimioterapia, radioterapia, cirurgia); a perda de peso já é comum nessa população. Dependendo do tipo de tumor e da fase da doença, pode chegar a 30%, sendo considerada grave em 80% dos pacientes e representando muitas vezes o primeiro sinal de desnutrição,[11] o que justifica o *guideline* ESPEN, que não recomenda qualquer dieta restritiva que possa agravar a perda de peso no paciente oncológico.[6]

Outro fator de extrema importância no tratamento do paciente com câncer é o cuidado com sua qualidade de vida. No estudo de Schimidt *et al.*[12] com $n = 16$ pacientes com tumores metastáticos avançados em uso de dieta com restrição de carboidratos, observaram-se relatos de constipação e fadiga. Diariamente, os corpos cetônicos eram aferidos na urina para avaliar o efeito metabólico da dieta. Somente 5 pacientes conseguiram finalizar os 3 meses de avaliação, relatando menos insônia e melhora do estado emocional, porém os demais parâmetros de qualidade de vida permaneceram estáveis ou pioraram.

Em modelos animais com glioma maligno, câncer de cólon, câncer gástrico e câncer de próstata foi demonstrado que a DC reduziu o crescimento tumoral e melhorou a sobrevida.[13] Outro estudo demonstrou que o direcionamento da via metabólica pela inibição glicolítica em conjunto com dieta cetogênica em glioblastomas exige uma investigação mais aprofundada como um tratamento adjuvante promissor à terapia convencional.[14]

Estudos em pacientes com glioma de alto grau não foram suficientemente potentes para provar eficácia.[15] Já no estudo controlado randomizado de Cohen *et al.*, com mulheres com câncer de ovário ou endométrio, observou-se que, após 12 semanas de DC, a porcentagem de alteração na gordura visceral foi maior do que no grupo-controle que seguia a dieta recomendada pela American Cancer Society (rica em fibras, baixa em gordura saturada e açúcar adicionado). Todas as participantes tiveram acompanhamento de nutricionista para adaptação e ajuste da dieta conforme as restrições estabelecidas. A massa magra total ajustada não diferiu entre os grupos. O grupo DC também apresentou menor insulina sérica em jejum e houve uma associação inversa significativa entre as alterações nas concentrações séricas de β-hidroxibutirato e IGF-I, que são fatores de crescimento relacionados com câncer. Porém, ainda são necessários estudos em ambiente clínico para determinar se a DC pode ser uma terapia adjuvante não farmacológica eficaz para o câncer.[16]

Uma revisão recente mostra que o câncer de mama metastático avançado, como muitos cânceres, depende do metabolismo da fermentação usando glicose e glutamina como principais combustíveis para seu crescimento. Porém, a substituição prolongada desses substratos leva à proliferação celular desenfreada. Nesse estudo observou-se que a restrição de glicose e glutamina oferece uma estratégia terapêutica complementar ou alternativa ao padrão atual de cuidado para o manejo não medicamentoso do câncer de mama. Porém, sua tratativa deve ser bem conduzida e acompanhada, podendo melhorar a sobrevida livre da progressão e a sobrevida geral para a maioria das pacientes com câncer de mama.[17]

Uma revisão focada em descrever estudos humanos originais conduzidos em indivíduos diagnosticados com câncer que estão consumindo DC ressalta que as características de distribuição de macronutrientes das DC podem causar efeitos colaterais desfavoráveis em curto prazo (desconforto gastrointestinal, como constipação, letargia e hipoglicemia) ou efeitos adversos crônicos (piora do perfil lipídico em populações suscetíveis, alterações da função renal). Efeitos agudos são observados durante a fase de transição, que dura aproximadamente 1 a 3 semanas, à medida que o corpo se adapta ao maior teor de gordura e menor teor de carboidratos da dieta. Ela reforça a falta de ensaios rigorosos bem projetados, testando a influência de intervenções nutricionais específicas para tratar o câncer ou otimizar seu tratamento. Pesquisas baseadas em evidências são necessárias para elucidar melhor os efeitos da DC no estado nutricional, bem como sua influência no prognóstico do câncer e na saúde geral.[1]

As evidências de efeitos benéficos da DC durante a terapia do câncer estão se acumulando, porém são necessários ensaios clínicos mais bem projetados para elucidar claramente os mecanismos pelos quais essa abordagem dietética afeta o estado nutricional, o prognóstico do câncer, o metabolismo e a qualidade de vida e, assim, avaliarmos a força geral das evidências.[1,10] Além disso, é necessário coletar mais dados sobre os efeitos da DC associados ao controle de progressão tumoral e sobrevida global, não somente nos pacientes com câncer avançado, mas também em estágios iniciais, que, inclusive, apresentam melhor adesão à dieta.[18]

Podemos concluir que a aplicação da DC a pacientes oncológicos apresenta grandes limitações na prática clínica, ficando clara a necessidade do nutricionista na implementação de protocolos de estudo em contextos de pesquisa oncológica.[1,10] Se for demonstrado que a DC confere benefícios ao cuidado de pacientes com câncer, sua implementação exigirá supervisão rigorosa de nutricionistas. Poucos estudos descrevem a orientação nutricional, e um número ainda mais reduzido realizou esse acompanhamento com o nutricionista, profissional que, além de garantir a adesão dos pacientes, auxiliará na manutenção do estado nutricional ideal.[1,10]

Referências

1. Oliveira CLP, Mattingly S, Schirrmacher R, Sawyer MB, Fine EJ, Prado CM. A nutritional perspective of ketogenic diet in cancer: a narrative review. J Acad Nutr Diet. 2018 Apr;118(4):668-88.
2. Allen BG, Bhatia SK, Anderson CM, et al. Ketogenic diets as an adjuvant cancer therapy: history and potential mechanism. Redox Biol. 2014;2:963-70. doi:10.1016/j.redox.2014.08.002.
3. Toth C, Clemens Z. Treatment of rectal cancer with the Paleolithic ketogenic diet: a 24-months follow up American. J Med Case Rep. 2017 May 5;205-16.
4. Brasil. Ministério da Saúde. Secretaria de Atenção à Saúde. Guia alimentar para a população brasileira: promovendo a alimentação saudável. Ministério da Saúde, Secretaria de Atenção à Saúde. Brasília: Ministério da Saúde, 2008. (Série A. Normas e Manuais Técnicos.)
5. Suplemento Diretrizes BRASPEN de Nutrição Parenteral e Enteral. BRASPEN J. 2019;34 (Supl.1):2-32.
6. Arends J, Bachmann P, Baracos V, Barthelemy N, Bertz H, Bozzetti F, et al. ESPEN guidelines on nutrition in cancer patients. Clin Nutr. 2017;36:11-48. doi:10.1016/j.clnu.2016.07.015.
7. Consenso Nacional de Nutrição Oncológica. Instituto Nacional de Câncer José Alencar Gomes da Silva, Coordenação Geral de Gestão Assistencial, Hospital do Câncer I, Serviço de Nutrição e Dietética; organização Nivaldo Barroso de Pinho. 2.ed. rev. ampl. atual. Rio de Janeiro: Inca; 2015.
8. Schoeler NE, Cross JH. Ketogenic dietary therapies in adults with epilepsy: a practical guide. Practical Neurology. 2016;16:208-14.
9. Martin L, Birdsell L, Macdonald N, et al. Cancer cachexia in the age of obesity: skeletal muscle depletion is a powerful prognostic factor, independent of body mass index. J Clin Oncol. 2013;31:1539-47.
10. Sremanakova J, Sowerbutts AM, Burden S. A systematic review of the use of ketogenic diets in adult patients with cancer. J Hum Nutr Diet. 2018;31:793-802.
11. Bozzetti F et al. ESPEN Guidelines on Parenteral Nutrition: non-surgical oncology. Clinical Nutrition, Edinburgh. 2009 Aug;28(4):445-54.
12. Schimidt M, Pfetzer N, Schwab M, et al. Effects of a ketogenic diet on the quality of life in 16 patients with advanced cancer: a pilot trial. Nutr Metab (Lond). 2011 Jul 27;8(1):54.
13. Bryan GA, Sudershan KB, Carryn MA, et al. Ketogenic diets as an adjuvant cancer therapy: history and potential mechanism. Redox Biol. 2014;2:963-70.
14. Vallejo FA, Shah SS, de Cordoba N, et al. The contribution of ketone bodies to glycolytic inhibition for the treatment of adult and pediatric glioblastoma. J Neurooncol. 2020;147:317-26.
15. Martin-McGill KJ, Marson AG, Tudur Smith C, et al. Ketogenic diets as an adjuvant therapy for glioblastoma (Keating): a randomized, mixed methods, feasibility study. J Neurooncol. 2020;147(1):213-27.
16. Cohen CW, Fontaine KR, Arend RC, Alvarez RD, Leath III CA, Huh WK, et al. A ketogenic diet reduces central obesity and serum insulin in women with ovarian or endometrial cancer. The Journal of Nutrition. 2018 Aug;148(Issue 8):1253-60.
17. Seyfried TN, Mukherjee P, Iyikesici MS, Slocum A, Kalamian M, Spinosa JP, et al. Consideration of ketogenic metabolic therapy as a complementary or alternative approach for managing breast cancer. Front Nutr. 202;7:21.
18. Klement RJ. The emerging role of ketogenic diets in cancer treatment. Curr Opin Clin Nutr Metab Care. 2019;22(2):129-34.

Capítulo 4

Alimentos que Aliviam os Efeitos Adversos do Tratamento

Simone Tamae Kikuchi

"Que seu remédio seja seu alimento, e que seu alimento seja seu remédio."
Hipócrates

Náusea e vômito

Náuseas e vômitos induzidos por quimioterapia (NVIQ) são os principais efeitos adversos sofridos por pacientes oncológicos submetidos à quimioterapia. Quando não tratados, aumentam o desconforto físico, a qualidade de vida é afetada e pode haver desequilíbrio metabólico, desidratação, fadiga e mau humor.[1]

Pacientes com náusea devem ser avaliados com base em uma escala visual analógica (0 a 10, com 0 significando nenhuma náusea e 10, náuseas máximas). As variáveis como frequência, hora do dia e quaisquer atividades associadas (refeições, medicamentos, esforço) devem ser observadas para tentar determinar a gravidade e o contexto da náusea e da êmese. Além disso, deve-se incluir a investigação sobre perda de peso, apetite, anorexia e/ou caquexia para melhor avaliação da natureza e fornecer informações sobre sua possível etiologia.[2]

Em uma revisão sistemática com 10 estudos, 9 utilizaram gengibre em cápsulas e um utilizou gengibre em pó no iogurte. Quanto à dosagem, esta variou entre 0,7 e 2 g/dia. Na maior parte dos estudos analisados, utilizaram-se cápsulas com extratos derivados da raiz do gengibre, lembrando que ela contém mais gingeróis que a raiz do gengibre seco. Também foram administrados medicamentos antieméticos para pacientes que consumiram gengibre e pacientes do grupo-controle. Os resultados demonstraram que a ingestão de gengibre pode controlar a NVIQ, principalmente o vômito agudo, sendo a maior eficácia com doses em torno de 1 g/dia.[3]

Um estudo iraniano com 65 mulheres com câncer de mama utilizou gengibre e camomila para o manejo de náuseas e vômitos induzidos por quimioterapia. Ofereciam-se 2 cápsulas de 500 mg de raiz de gengibre em pó/dia, além do regime antiemético de rotina, que consistiu em cápsulas de dexametasona, metoclopramida e aprepitant (DMA). O grupo de camomila foi similar: 2 vezes ao dia e cápsulas de 500 mg de extrato de *Matricaria chamomilla*, além do regime antiemético de rotina. O grupo-controle, somente regime antiemético de rotina. Gengibre e camomila foram eficazes para reduzir a frequência de vômitos, não havendo diferença significativa entre eles. Porém, diferentemente da camomila, o gengibre influenciou significativamente a frequência de náusea. De acordo com os achados desse estudo, o consumo de cápsulas de gengibre (1 g/dia) pode aliviar a náusea com segurança.[4]

Dicas práticas:

- Utilizar gengibre em chás, gelinhos, água aromatizada, como bala ou cristal.[5]
- Fracionar as refeições.[5,6]
- Hidratar-se,[5,6] preferindo consumir líquidos 30 a 60 minutos antes ou depois das refeições.
- Preferir alimentos ácidos, como gotas de limão e picolés de frutas cítricas.[5,6]
- Preferir lanches mais secos, como biscoitos simples, torradas e cereais.[5,6]
- Preferir alimentos em temperatura ambiente[5] ou em temperatura fria/gelada como *sorbets*, picolés, raspadinhas de frutas naturais, salada de legumes com ovos, salada fria de macarrão, salada de atum ou frango com legumes, saladas de leguminosas, *wraps*, tortas e sanduíches.
- Evitar alimentos apimentados ou muito condimentados, alimentos que exalem muito odor, como alho e cebola, e alimentos gordurosos.[5,6]
- Evitar locais com odor muito forte, como praças de alimentação; preferir alimentar-se em locais arejados.
- Evitar deitar-se logo após as refeições.

Xerostomia (boca seca, redução de saliva)

A redução de produção de saliva pela glândula salivar é um efeito adverso comum e permanente da radioterapia na cabeça e no pescoço. Os danos nas glândulas salivares geralmente se manifestam como secreção reduzida de saliva, que se traduz em uma sensação subjetiva de boca seca (xerostomia), desconforto oral, alteração de paladar, dificuldade de fala, deglutição e mastigação e aumento do risco de doenças dentárias. A hipossalivação geral e a xerostomia podem causar redução substancial na qualidade de vida (QV).[7]

Na alimentação, podemos auxiliar o paciente com as seguintes orientações:

- Preferir alimentos úmidos e cremosos para facilitar a mastigação e a deglutição.[5,6]
- Preferir alimentos cítricos que estimulem a salivação, como sucos de frutas cítricas, água aromatizada com cascas de limão.[5,6]
- Estimular a hidratação preferencialmente por água, mas podendo ser acrescida com chás, sucos, frutas ricas em água, picolés, gelinhos, raspadinhas de frutas.
- Evitar alimentos muito doces e salgados, pois pioram a sensação de boca seca. Em vez de excesso de sal e açúcar, preferir ervas secas ou frescas e especiarias (canela, noz-moscada, *nutmeg*) para temperar as preparações.

Disfagia (dificuldade para engolir)

Os cânceres de cabeça e pescoço e o seu tratamento podem ter grande impacto na segurança e na eficiência da deglutição. O uso de radiação e quimioterapia tem sido benéfico para poupar as consequências cirúrgicas e a remoção de tecidos envolvidos na deglutição; no entanto, a preservação de órgãos não equivale necessariamente à preservação da função.[8]

Para avaliação do grau de disfagia é imprescindível a atuação da fonoaudiologia, a fim de determinar a consistência a ser oferecida com segurança ao paciente.

Alguns alimentos podem naturalmente ser utilizados como espessantes no aumento de consistência:

- **Legumes:** inhame ou cará cozidos podem ser incluídos em vitaminas de frutas; a batata pode ser utilizada cozida ou em pó desidratada para ajudar na consistência de purês mais ralos, como o de abobrinha, batida com verduras e para ajuste de sopa-creme e caldos de leguminosas.
- **Frutas:** abacate, banana, manga e mamão também aferem consistência em sucos e vitaminas.
- **Farinhas:** aveia, arroz e milho podem ser usados em mingaus e em vitaminas; podemos acrescentar farinha de aveia sem necessidade de cocção. É necessário cuidado com a temperatura do alimento servido, pois, quanto mais frio, mais endurecido ficará. O ideal é que o ajuste seja feito junto à fonoaudióloga para garantia da segurança do paciente.

O mercado também oferece espessantes industrializados em sachês individuais para facilitar o uso e o consumo, mas a diluição e a concentração deverão ser orientadas pela equipe de fonoaudiologia.

Mucosite (irritação nas mucosas)

A mucosite oral (MO) é um efeito colateral comum decorrente da quimioterapia e da radioterapia, em pacientes com câncer de cabeça e pescoço e naqueles que fazem radioterapia na região do esôfago. A MO grave é dolorosa e afeta funções orais como ingestão alimentar, de medicamentos e fala. Ela é um desafio, pois pode levar a interrupção do tratamento, mau controle local do tumor e gerar alterações no fracionamento da dose de radioterapia.[9,10] A mucosite pode ocorrer em praticamente todos os protocolos de quimioterapia, a diferença é que, quando realizamos quimioterapia isoladamente, a incidência de mucosite grau 1 e grau 2 (G1/G2) é mais comum; porém, quando associamos a quimioterapia à radioterapia, a mucosite pode ser mais grave G3/G4, inclusive com necessidade de dieta enteral em alguns casos (dieta por sonda).

Alguns produtos fitoterápicos têm sido potencialmente estudados para redução do grau da MO. Alguns estudos são promissores, mas ainda é muito precoce realizar orientação sobre eles, uma vez que, em grande parte das publicações, eles foram avaliados apenas uma vez, com pequeno número de pacientes.[10]

Um deles é o mel. Vários estudos clínicos citam a redução da mucosite em pacientes durante a radioterapia, mas ainda há resultados controversos. O estudo controlado randomizado de Charalambous *et al.* utilizou um $n = 72$ pacientes com câncer primário e não metastático de câncer de cabeça e pescoço (carcinoma espinocelular) em radioterapia com dose entre 50 e 60 Gy, divididos entre grupo de intervenção (bochecho de água com mel de flores de tomilho) e grupo-controle (bochecho com solução salina). Os resultados mostraram melhora significativa para os pacientes do grupo intervenção na maioria dos parâmetros das funções orais, como deglutição, mastigação e presença de dor oral e faríngea. No entanto, em longo prazo, para ambos os grupos, o resultado não foi estatisticamente significativo. Isso pode ser parcialmente explicado pela melhora gradual dos sintomas ao longo do tempo após a conclusão do tratamento.[10]

Por outro lado, o manejo e a prevenção da MO têm também como aliado o odontólogo, que orientará o correto procedimento para manutenção da saúde oral, além de poder realizar sessões de laserterapia para amenizar a dor e o grau das lesões estimulando a produção de colágeno e fibroblastos.

Para controlar essa toxicidade, recomenda-se:[12]

- Realizar higiene bucal antes e após a alimentação, utilizando escovas de cerdas macias, fundamental para reduzir a severidade da mucosite.
- Promover hidratação adequada.
- Adequar a consistência da dieta de acordo com a tolerância e o grau de mucosite.
- Preferir alimentos em temperatura ambiente ou fria.
- Utilizar bochecho com chá de camomila sem açúcar para alívio do desconforto.
- Evitar alimentos cítricos, apimentados, secos e duros.
- Evitar alimentos duros, fibrosos e com excesso de sal ou condimentos.

Quanto à glutamina oral, o grupo de estudos de mucosite da Multinational Association of Supportive Care in Cancer (MASSC) publicou que seu uso pode ser benéfico em pacientes de câncer de cabeça e pescoço (CP) na prevenção da MO com a dose de 10 g, 3 vezes ao dia, a começar na primeira sessão de RT até o final do tratamento.[13]

Alterações intestinais

Diarreia

A diarreia induzida por quimioterapia (DIQ) é um efeito colateral comum do tratamento do câncer. Embora os quimioterápicos utilizados no tratamento do câncer sejam a principal causa de DIQ, outros medicamentos e também a radioterapia podem causar diarreia. Pacientes com DIQ mal controlada muitas vezes necessitam de internação hospitalar para reposição de líquidos e tratamento de suporte.[14]

A diarreia é definida como um aumento na frequência de evacuação, ou aumento no volume e no conteúdo das fezes, diferente do padrão de eliminação fecal normal, podendo ou não haver dores abdominais. Geralmente três ou mais evacuações semilíquidas ou líquidas por dia são consideradas diarreia.[15]

Os ajustes dietéticos auxiliam o alívio de sintomas e o ajuste de deficiências nutricionais:

- Fracionar as refeições em volumes menores, porém frequentes.
- Aumentar e estimular a ingestão de líquidos.
- Preferir alimentos fontes de fibra solúvel, que produzem ácidos graxos de cadeia curta, importantes para a integridade e a recuperação da mucosa intestinal (maçã sem casca, chicória, tapioca, sagu).
- Preferir legumes e frutas sem casca e sem sementes.
- Preferir somente o caldo das leguminosas.
- Evitar alimentos gordurosos e concentrados em açúcar e/ou gordura que possam aumentar o peristaltismo intestinal.
- Evitar alimentos nos extremos de temperatura.
- Evitar leite e derivados com lactose.
- Evitar alimentos fermentativos como alho, cebola, crucíferas (repolho, brócolis, couve-flor), leguminosas inteiras.

Obstipação

A constipação ocorre em até 60% dos pacientes oncológicos. A incidência aumenta na doença avançada, particularmente quando associada a analgésicos para controle da dor ou a medicamentos que auxiliam no controle de náuseas. A constipação, quando não reconhecida e gerenciada adequadamente, piora a qualidade de vida dos pacientes.[16]

O consumo diário de fibras deve ser de 25 a 35 g para adultos e de 10 a 13 g por 1.000 kcal para pacientes idosos. Preferencialmente, a fibra dietética deve ser consumida na forma de alimentos como frutas, vegetais, pães cereais integrais, sementes, legumes e oleaginosas, pois agregarão excelentes fontes de vitaminas, minerais, oligoelementos e antioxidantes. A hidratação deve ser de 35 ml/kg para adultos, 30 ml/kg para indivíduos entre 55 e 65 anos e 25 ml/kg para idosos acima de 65 anos e ajustadas, atentando a perdas como suor e diurese em excesso.[6]

- Incentivar a hidratação.
- Preferir alimentos integrais, verduras cruas ou refogadas.
- Preferir frutas e legumes com casca.
- Incluir oleaginosas da alimentação.
- Incluir sementes, grãos e gordura de boa qualidade (abacate, azeite).

Inapetência

A anorexia é uma causa comum de desnutrição e está associada a efeitos negativos na qualidade de vida (QV) de pacientes com câncer. O gerenciamento do apetite é a chave para melhorar a QV e o prognóstico para esses pacientes.[17]

Para auxiliar o paciente nesse período, pode-se orientar:

- Realizar todas as refeições como o habitual; mesmo sem apetite, manter a rotina de sentar-se à mesa e consumir mesmo que em pequeno volume.
- Adicionar gordura de boa qualidade às preparações: azeite, pasta de amendoim, pasta de oleaginosas, abacate em preparações como sopas, vitaminas, bolos, massa de tortas, e o azeite na porção que o paciente irá consumir.
- Incluir molhos nas refeições proteicas também agrega calorias, como estrogonofe, em vez de carne em isca, filé de frango ao molho de laranja, em vez de grelhado.
- Incluir geleias e queijos cremosos nas preparações.
- Adicionar leite em pó, farinhas de leguminosas, como grão-de-bico, nas preparações como vitaminas, *shakes*, *smoothies*.
- Frutas secas e oleaginosas são ricas em calorias e têm baixo volume, sendo ótimas opções para lanches, também podendo ser acrescidas nas preparações.
- Quando iniciar a refeição, consumir primeiro a fonte proteica.

Avaliar, junto com a nutricionista, a possibilidade de incluir suplemento nutricional ou módulos (produtos nutricionais com nutrientes específicos para modular a dieta) orais como forma de otimizar as ofertas calóricas e proteicas. Os suplementos e módulos nutricionais podem ser consumidos puros ou em preparações doces e salgadas, não devendo ser aquecidos para não perderem os nutrientes de sua composição.

Referências

1. Fernandez-Ortega P, Caloto MT, Chirveches E, et al. Chemotherapy-induced nausea and vomiting in clinical practice: impact on patients' quality of life. Support Care Cancer. 2012;20(12):3141-8.
2. Navari RM. Managing nausea and vomiting in patients with cancer: what works. Oncology. 2018;15;32(3):121-5, 131-6.

3. Chang WP, Peng YX. Does the oral administration of ginger reduce chemotherapy-induced nausea and vomiting? Cancer Nursing. 2019 Nov/Dec;42(Issue 6):E14-E23. doi:10.1097/NCC.0000000000000648.
4. Sanaati F, Najafi S, Kashaninia Z, Sadeghi M. Effect of ginger and chamomile on nausea and vomiting caused by chemotherapy in Iranian women with breast cancer. Asian Pacific Journal of Cancer Prevention – APJCP. 2016;17(8):4125-9.
5. The University of Texas MD Anderson Cancer Center. Department of Clinical Nutrition. Nutrition Basics for Patients and Caregivers. Disponível em: https://www.mdanderson.org/documents/Departments-and-Divisions/Clinical-Nutrition/Nutrition-Basics-for-Patients-and-Caregivers.pdf (acesso 17 maio 2020).
6. Inca. Consenso nacional de nutrição oncológica. Instituto Nacional de Câncer José Alencar Gomes da Silva, Coordenação Geral de Gestão Assistencial, Hospital do Câncer I, Serviço de Nutrição e Dietética; organização Nivaldo Barroso de Pinho. 2.ed. rev. ampl. atual. Rio de Janeiro, 2015.
7. Mercadante A. Al Hamad G. Lodi S. Porter S. Interventions for the management of radiotherapy-induced xerostomia and hyposalivation: a systematic review and meta-analysis. Oral Oncol. 2017;(66):64-74.
8. Wang Y, Zhang L, Jin S, et al. Swallowing functional outcomes and nutritional status in head and neck cancer radiotherapy: longitudinal study. BMJ Supportive & Palliative Care Published Online First: 13 May 2020. doi:10.1136/bmjspcare-2020-002216.
9. Maria OM, Eliopoulos N, Muanza T. Radiation-induced oral mucositis. Front Oncol. 2017;7:89. Published 2017 May 22. doi:10.3389/fonc.2017.00089.
10. Aghamohamamdi A, Hosseinimehr SJ. Natural products for management of oral mucositis induced by radiotherapy and chemotherapy. Integr Cancer Ther. 2016;15(1):60-8. doi:10.1177/1534735415596570.
11. Charalambous M, Raftopoulos V, Paikousis L, et al. The effect of the use of thyme honey in minimizing radiation-induced oral mucositis in head and neck cancer patients: a randomized controlled trial. Eur J Oncol Nurs. 2018;34:89-97. doi:10.1016/j.ejon.2018.04.003.
12. Leão ACS, Hirose EY, Kikuchi,ST. Manual prático de assistência nutricional ao paciente oncológico adulto e pediátrico. São Paulo: Atheneu; 2019.
13. Yarom N, Hovan A, Bossi P, et al. Systematic review of natural and miscellaneous agents for the management of oral mucositis in cancer patients and clinical practice guidelines-part 1: vitamins, minerals, and nutritional supplements. Support Care Cancer. 2019;27(10):3997-4010.
14. Kordes M, Gerling M. Variations in the management of diarrhoea induced by cancer therapy: results from an international, cross-sectional survey among European oncologists. ESMO Open. 2019;4(6):e000607. Published 2019 Dec 1.
15. US Department of Health and Human Services. Common terminology criteria for adverse events (CTCAE) version 4.0. Disponível em: http://evs.nci.nih.gov/ftp1/CTCAE/CTCAE_4.03_2010-06-14_QuickReference_5x7.pdf (acesso 27 jun 2020).
16. Wickham RJ. Managing constipation in adults with cancer. J Adv Pract Oncol. 2017;8(2):149-61.
17. Kang HJ, Jeong MK, Park SJ, Jun HJ, Yoo HS. Efficacy and safety of Yukgunja-Tang for treating anorexia in patients with cancer: the protocol for a pilot, randomized, controlled trial. Medicine (Baltimore). 2019;98(40).

4.1 Desmistificando os Alimentos

Alguns alimentos têm associação com a incidência de câncer. Aos pacientes em tratamento e aos sobreviventes do câncer, essas orientações podem ser estendidas e aplicadas, incentivando bons hábitos alimentares. Já outros têm fama negativa sem respaldo científico, gerando restrições desnecessárias e monotonia na dieta. Nesse capítulo, desmistificaremos esses alimentos.

Leite

As taxas de incidência de câncer de próstata variam mais de 25 vezes em diferentes partes do mundo, sendo as maiores observadas na América do Norte, Oceania e Europa Ocidental e do Norte, e as taxas mais baixas na Ásia.[1] Isso mostra que os hábitos alimentares, genéticos e ambientais podem estar associados a sua incidência.

Leite e derivados foram associados como fatores de risco para câncer de próstata por conta da relação do cálcio presente neles, que poderia dificultar a ação antioxidante da vitamina D. Porém, observou-se que as mudanças na concentração de vitamina D em resposta à ingestão de cálcio não eram substanciais o suficiente para influenciar a proliferação e a diferenciação das células do câncer de próstata.

Harvard sugere um consumo seguro de 1 a 2 porções de leite e derivados por dia.[2] A quantidade de 1 porção é equivalente a 1 copo de leite, 1 unidade individual de iogurte, 1 fatia grossa de queijo branco.

Em uma importante revisão sistemática, concluiu-se que, embora existam alguns dados indicando que o maior consumo de produtos lácteos pode aumentar o risco de câncer de próstata, a evidência total até o momento não é conclusiva, principalmente por conta da diversidade de condução dos estudos. Portanto, atualmente não há evidências suficientes para justificar uma redução no consumo diário de leite e produtos lácteos. A ingestão diária de leite e derivados deve seguir as recomendações dietéticas das autoridades competentes de cada país.[3]

O fator protetor da ingestão de produtos lácteos e o desenvolvimento de câncer colorretal foram amplamente atribuídas ao seu alto teor de cálcio. Além do cálcio, a caseína e a lactose no leite podem aumentar a biodisponibilidade do cálcio. Concluiu-se uma diminuição do risco de câncer colorretal com maior consumo (aumento de 200 a 400 mg de cálcio/dia) desse nutriente.

Atualmente, segundo o Ministério da Saúde, a ingestão diária recomendada é de 1.000 mg de cálcio para um adulto (Quadro 4.1).

Quadro 4.1 Concentração de cálcio nos alimentos.

Alimento	Quantidade de cálcio em 100 g/mL
Iogurte	113
Leite integral	115
Proteína texturizada de soja crua	323
Sardinha em óleo	590
Queijo minas	919
Queijo prato	1.881

Fonte: Adaptado do Site da Taco, 2020.

Carne vermelha e carnes processadas

São consideradas carnes vermelhas: porco, boi, cordeiro, ovelha. Processadas são as carnes que passaram por processo de salga, fermentação, cura, defumação para melhora do sabor e tempo de validade, como salame, chouriço, *bacon*, linguiças, peito de peru defumado e frios embutidos em geral.[4]

A escolha do modo de preparo da carne tem direta influência no seu potencial carcinogênico; por exemplo, cozinhar carnes em altas temperaturas, exposição prolongada ao calor e cozimento por vários tipos de grelhados resultam na formação de aminas heterocíclicas e hidrocarbonetos aromáticos policíclicos, que são associados ao desenvolvimento de câncer colorretal em estudos experimentais.[4]

Hidrocarbonetos policíclicos aromáticos, formados quando substâncias orgânicas como a carne são queimadas de forma incompleta, também podem ter potencial carcinogênico. Grelhar e assar carne, peixe ou outros alimentos com calor intenso sobre uma chama direta (como nos churrascos) resulta em gordura caindo no fogo quente, causando chamas; essas chamas contêm hidrocarbonetos aromáticos policíclicos que aderem à superfície dos alimentos.[4]

A carne processada é rica em gordura e frequentemente cozida em altas temperaturas, o que pode levar a um aumento da exposição a aminas heterocíclicas e hidrocarbonetos aromáticos policíclicos.[4]

A carne não é um alimento essencial. Seus nutrientes, como vitamina B_{12}, ferro e zinco, podem ser extraídos de outras fontes, desde que bem supervisionados. O consumo sugerido é de 350 a 500 g de carne vermelha cozida por semana e nenhuma ou o mínimo para as carnes processadas.[4]

Açúcar

Neste tópico, como já bem discutido nos capítulos anteriores, o maior cuidado em relação ao açúcar deve-se também ao seu consumo excessivo e à relação com a obesidade.

Nos alimentos industrializados, como biscoitos recheados, bolos prontos, bebidas açucaradas, o açúcar aparece de diversas formas: frutose, xarope de milho, glucose, açúcar, açúcar invertido, xarope de glicose, sacarose.

A obesidade é considerada fator de risco na pós-menopausa. A hipótese mais aceita é o aumento dos hormônios femininos (estrogênio), pois o tecido gorduroso pode transformar o hormônio produzido na suprarrenal (androstenidiona) em estrona (hormônio feminino). Por isso, a obesidade também é relacionada com a recidiva de cânceres.[4]

De acordo com a Organização Mundial da Saúde (OMS), a ingestão de açúcar por adultos e crianças deve ser inferior a 10% da ingestão calórica total. Ou seja, um adulto com dieta de 1.800 kcal/dia deve consumir no máximo 180 kcal provenientes de açúcar, o equivalente a 45 g/dia. Esses açúcares incluem os monossacarídeos e os adicionados aos alimentos e às bebidas pelo fabricante, pelo cozinheiro ou pelo consumidor.[5]

Glúten

O glúten é a principal proteína do trigo e de outros cereais, incluindo cevada e centeio. Quando as farinhas contendo glúten são amassadas com água, gliadinas e gluteninas, que são os principais componentes do glúten, fornecem viscosidade e elasticidade à massa.[6]

Em um estudo iniciado em 1999, 50.118 homens e 62.031 mulheres completaram questionários de frequência alimentar avaliando o consumo de grãos. A ingestão de glúten foi estimada usando o conteúdo de proteína de produtos de grãos. Durante o acompanhamento até 2013, foram verificados 1.742 casos de câncer colorretal. A maior ingestão de grãos integrais foi associada a menor risco desse câncer entre os homens mais velhos, mas não em mulheres. A associação positiva da ingestão de glúten com o risco de câncer de cólon proximal não foi elucidada e merece estudos mais aprofundados.[7]

Não existem, no momento, consistências científicas que sugiram excluir o glúten como forma de prevenir ou reduzir o avanço do câncer.[8]

O Conselho Federal de Nutricionistas reforça que a recomendação de restrição ao consumo de glúten é consenso para os pacientes com diagnóstico clínico confirmado de doença celíaca, de dermatite herpetiforme ou quando, eliminada a hipótese de doença celíaca, haja sinais clínicos evidenciados no diagnóstico nutricional de sensibilidade ao glúten (também denominada intolerância ao glúten não celíaca). Na alergia ao glúten proveniente do trigo (condição mediada por IgE), não há necessidade de restringir todas as fontes de glúten, mas somente o trigo e qualquer preparação que o contenha.[9]

Aloe vera ou babosa

Aloe tem uma longa história de fornecimento de diversos benefícios à saúde e é um dos fitoterápicos mais utilizados no mundo. Existem mais de 400 espécies de *Aloe*, porém a mais popular e amplamente utilizada é *Aloe barbadensis Miller* (também chamada de *Aloe vera Linne*, comumente referida como *Aloe vera*).[10]

A planta *Aloe* é empregada como suplemento dietético em uma variedade de alimentos e como ingrediente em produtos cosméticos, porém sua ingestão está associada a diarreia, hipocalemia, *Pseudomelanosis coli*, insuficiência renal, bem como fototoxicidade e reações de hipersensibilidade. Recentemente, o extrato de folha inteira de *Aloe vera* mostrou evidências claras de atividade carcinogênica em ratos e foi classificado pela Agência Internacional de Pesquisa sobre o Câncer como um possível carcinógeno humano.[11]

Por conta desses achados, mesmo apresentando promissores agentes bioativos, há um longo caminho a percorrer para serem aprovados para a terapia do câncer de forma segura. Portanto, mais investigações pré-clínicas e clínicas são necessárias para decifrar os mecanismos moleculares detalhados desses compostos bioativos. Além disso, as propriedades farmacocinéticas e farmacodinâmicas desses compostos bioativos devem ser exploradas adequadamente para determinar a biodisponibilidade e o perfil de segurança.[12]

Graviola

A graviola (*Annona muricata*) é amplamente cultivada e distribuída em regiões tropicais e subtropicais ao redor do mundo. Os frutos podem ser utilizados na confeitaria, enquanto outras partes, como casca, folhas, sementes e raízes, têm sido utilizadas no tratamento de múltiplas doenças, incluindo cânceres, por comunidades locais na África tropical e na América do Sul.[13]

Foram relatados mais de 212 ingredientes fitoquímicos em extratos de graviola preparados a partir de diferentes partes da planta. Os constituintes bioativos específicos são responsáveis pelos principais benefícios anticâncer, antioxidantes, anti-inflamatórios e antimicrobianos.[13]

Da mesma forma que a *Aloe vera*, embora a maioria dos fitoquímicos tenha proporcionado benefícios à saúde, alguns derivados, como as acetogeninas, demonstraram neurotoxicidade *in vitro* e *in vivo*. Assim, são necessárias pesquisas adicionais para identificar e quantificar os fitoquímicos tóxicos, bem como determinar as doses seguras para humanos, evitando a toxicidade.[14]

Referências

1. Ferlay J, Soerjomataram I, Dikshit R, et al. Cancer incidence and mortality worldwide: sources, methods and major patterns in GLOBOCAN 2012. Int J Cancer. 2015;136(5):E359-E386. doi:10.1002/ijc.29210.
2. Harvard Health Publishing. Harvard researchers continue to support their healthy eating plate: Harvard Health. [Internet]. 2017. Disponível em: https://www.health.harvard.edu/plate/harvard-researchers-launch-healthy-eating-plate.
3. López-Plaza B, Bermejo LM, Santurino C, Cavero-Redondo I, Álvarez-Bueno C, Gómez-Candela C. Milk and dairy product consumption and prostate cancer risk and mortality: an overview of systematic reviews and meta-analyses. Adv Nutr. 2019;10(Suppl.2):S212-S223. doi:10.1093/advances/nmz014.
4. Food, Nutrition, Physical Activity, and the Prevention of Cancer: a Global Perspective. World Cancer Research Fund/American Institute for Cancer Research; Washington, DC: 2019.
5. OMS. 2015. Disponível em: https://www.paho.org/bra/images/stories/GCC/ingestao%20de%20acucares%20por%20adultos%20e%20criancas_portugues.pdf (acesso 25 jul 2020).
6. Blomfeldt TO, Kuktaite R, Johansson E, Hedenqvist MS. Mechanical properties and network structure of wheat gluten foams. Biomacromolecules. 2011;12(5):1707-15.
7. Um CY, Campbell PT, Carter B, et al. Association between grains, gluten and the risk of colorectal cancer in the Cancer Prevention Study-II Nutrition Cohort. Eur J Nutr. 2020;59:1739-49.
8. Marafini I, Monteleone G, Stolfi C. Association between celiac disease and cancer. Int J Mol Sci. 2020;21:4155.
9. Brasil. Conselho Regional de Nutricionistas 3ª Região. Parecer técnico CRN3 n. 10/2015. Restrição ao consumo de glúten. Março de 2015. Disponível em: https://nutritotal.com.br/pro/wp-content/uploads/sites/3/2015/11/448-Parecer-Tecnico-CRN-Gluten.pdf (acesso 8 ago 2020).
10. Rodríguez E, Darias Martín J, Díaz Romero C. Aloe vera as a functional ingredient in foods. Crit Rev Food Sci Nutr. 2010;50(4):305-26.
11. Guo X, Mei N. Aloe vera: a review of toxicity and adverse clinical effects. J Environ Sci Health C Environ Carcinog Ecotoxicol Rev. 2016;34(2):77-96. doi:10.1080/10590501.2016.1166826.
12. Majumder R, Das CK, Mandal M. Lead bioactive compounds of Aloe vera as potential anticancer agent. Pharmacol Res. 2019;148:104416.
13. Rady I, Bloch MB, Chamcheu RN, et al. Anticancer properties of graviola (*Annona muricata*): a comprehensive mechanistic review. Oxid Med Cell Longev. 2018;2018:1826170. Published 2018 Jul 30. doi:10.1155/2018/1826170.
14. Syed Najmuddin SU, Romli MF, Hamid M, Alitheen NB, Nik Abd Rahman NM. Anti-cancer effect of Annona Muricata Linn Leaves Crude Extract (AMCE) on breast cancer cell line. BMC Complement Altern Med. 2016;16(1):311. Published 2016 Aug 24. doi:10.1186/s12906-016-1290-y.

Capítulo 5

Como Elaborar uma Dieta Balanceada durante o Tratamento do Câncer

Simone Tamae Kikuchi

"Determinação, coragem e autoconfiança são fatores decisivos para o sucesso. Não importa quais sejam os obstáculos e as dificuldades. Se estamos possuídos de uma inabalável determinação, conseguiremos superá-los. Independentemente das circunstâncias, devemos ser sempre humildes, recatados e despidos de orgulho."
Dalai Lama

As deficiências nutricionais são um problema que afeta 15% a 40% dos pacientes com câncer, têm impacto na qualidade de vida e podem comprometer a conclusão do tratamento. As terapias oncológicas, como cirurgia, radioterapia e medicamentos, estão melhorando as taxas de sobrevivência. No entanto, todos esses tratamentos podem desempenhar um papel no desenvolvimento de desnutrição e/ou alterações metabólicas em pacientes com câncer, induzidos pelo tumor ou por seu tratamento.[1]

Portanto, durante o tratamento oncológico um dos fatores mais importantes para um melhor desempenho é a manutenção de peso saudável e a preservação da massa muscular.

Outra ação que não pode ser negligenciada é o tratamento da obesidade, bem como a adesão a padrões alimentares saudáveis. Essas recomendações são importantes tanto na prevenção do câncer quanto aos sobreviventes do câncer, pois sabidamente reduzem o risco de desenvolver novos tumores.[2]

Para manutenção da massa magra, o *guideline* ESPEN sugere que o paciente consuma de 1 a 1,5 g de proteína/kg/dia, sendo que para pacientes sem comprometimento renal pode chegar até a 2 g de proteína/kg/dia sem trazer prejuízos. Quanto às necessidades energéticas, devem ser entre 25 e 30 cal/kg/dia.[3] As proteínas podem ser encontradas nas fontes animais como carnes brancas (peixe, aves), vermelhas, ovos e leite e derivados, bem como nas leguminosas (feijões, grão-de-bico, lentilha).

As vitaminas e sais minerais devem ser consumidas de acordo com a tabela da Recommended Dietary Allowance (RDA), e o uso de micronutrientes de alta dose única deve ser evitado.[3]

O American Institute of Cancer Research Fund sugere que 2/3 da refeição sejam preenchidos com verduras, legumes, cereais integrais e leguminosas e o 1/3 restante com uma fonte proteica, preferencialmente peixe, frango, ovos ou leite e derivados reduzidos em gordura. Lembrando que para o paciente em tratamento oncológico a quantidade de consumo proteico deve ser calculada individualmente.[4]

O guia alimentar para a população brasileira reforça essas orientações, sugerindo que alimentos *in natura* ou minimamente processados devem ser a base ideal para uma alimentação nutricionalmente balanceada.[5]

O Instituto do Câncer orienta o consumo diário de frutas, verduras e legumes na alimentação, por serem fontes de fibras, vitaminas e minerais que contribuem para o bom funcionamento intestinal e garantem a oferta de todos os nutrientes necessários ao organismo. Além disso, reforça o uso de temperos naturais em vez dos temperos industrializados e a moderação no consumo de frituras e alimentos gordurosos em geral.[6]

Podemos concluir que a qualidade da alimentação do paciente em tratamento oncológico é baseada nos mesmos princípios de um indivíduo saudável. Atenção especial deve ser direcionada ao consumo alimentar fora de casa, pois a qualidade higiênico-sanitária de alguns estabelecimentos e manipuladores de alimentos nem sempre é certificada. A imunidade do paciente oncológico pode estar reduzida e, assim, ele estar mais suscetível a infecções gastrointestinais.

No domicílio, é importante que os cuidados de compra, armazenamento e manipulação de alimentos sejam seguidos por toda a família e cuidadores.

Na compra de alimentos deve-se:

- Observar a higiene do estabelecimento e, principalmente, se as geladeiras e *freezers* estão funcionando corretamente.
- Checar a validade e a embalagem, não comprando produtos com a lata amassada ou embalagens com furos ou violadas.
- Quanto a frutas, verduras e legumes, preferir as vendidas inteiras, com menor manipulação, e observar as que estão com melhor qualidade,
- Para frutas secas, oleaginosas e grãos, não consumir os que são comercializados a granel, dando preferência aos que já vêm embalados da indústria.
- Peixes, carnes, porco, aves e demais fontes animais devem ser adquiridos em locais em que se mantenham refrigerados, pois são de fácil deterioração. Evitar comprar em feiras livres, que não têm ambiente controlado de manipulação e manutenção de temperatura.
- Todo produto animal deve ter o selo de certificação do Serviço de Inspeção Federal (SIF) do Ministério da Agricultura ou dos Serviços de Inspeção Estadual (SIE) ou Municipal (SIM), sejam carnes, ovos e mesmo o mel. Isso garante a qualidade higiênica do produtor.

Frutas, verduras e legumes devem ser adequadamente higienizados, seguindo o passo a passo:[6]

1. Retirar folhas ou unidades deterioradas.
2. Lavar em água corrente frutas, legumes e verduras (uma a uma).
3. Colocar de molho por 10 minutos – orientação da Agência Nacional de Vigilância Sanitária (Anvisa) – em solução contendo uma colher de sopa rasa de hipoclorito de sódio (água sanitária de 2% a 2,5%) para cada litro de água potável.

4. Em seguida, enxaguar em água filtrada corrente. Não utilizar cloro puro! Soluções de hipoclorito de sódio a 1% ou produtos à base de cloro orgânico, específicos para lavagem de vegetais, também podem ser utilizados seguindo-se as recomendações de quantidade e tempo de molho do fabricante.

No preparo e armazenamento de alimentos:

- Higienizar antes da manipulação as bancadas e utensílios com água.
- Evitar utensílios de madeira como tábuas e colheres, pois podem ser fonte de contaminação.
- Separar as tábuas de acordo com o uso, uma exclusiva para hortifrútis e outra para carnes.
- Após o preparo, caso for guardar os alimentos, não deixar por mais de 2 horas em temperatura ambiente; levar à geladeira ou *freezer* e consumir em pouco tempo.

Algumas dicas que podem auxiliar a alimentação no período do tratamento (Quadro 5.1):

- Realizar 5 a 6 refeições diárias, de 3 em 3 horas (desjejum, lanche da manhã, almoço, lanche da tarde, jantar e ceia).[5]
- Alimentar-se com calma e mastigar bem os alimentos.
- Priorizar alimentos *in natura* e minimamente processados.
- Priorizar dieta rica em grãos integrais, legumes, verduras, leguminosas e frutas.
- Realizar a higiene dos alimentos adequadamente com uso de hipoclorito paras frutas, verduras e legumes.
- Evitar enlatados em conserva, bebidas açucaradas e embutidos e carne vermelha (estas últimas relacionadas com maior incidência de câncer de cólon).
- Limitar o consumo de *fast food* e alimentos ricos em açúcar, amido e gordura.
- Evitar o uso de álcool e conversar com seu médico para verificar a dose liberada para consumo esporádico.

Quadro 5.1 Sugestão de preparações que podem compor as refeições.

Sugestões			
Desjejum	Mamão com granola caseira	Panqueca de banana (ovo, banana, farinha de linhaça)	Vitamina de frutas
	Ovos mexidos com cúrcuma	Bebida de oleaginosas (amêndoa, caju)	Pão integral com queijo branco
	Café com leite		
Lanche da manhã	Iogurte natural com fruta seca	Creme de abacate	*Mix* de *nuts* e frutas secas
Almoço	Arroz 7 grãos ou arroz branco com quinoa	Couve refogada	Purê de ervilhas
	Abobrinha assada com ervas	Farofa úmida com cenoura e passas	Repolho roxo refogado
	Hambúrguer de lentilha e grão-de-bico	Picadinho de carne com batatas	Iscas de frango com molho de laranja
	Azeite e limão para temperar	Azeite e limão para temperar	Azeite e limão para temperar
Lanche da tarde	Bolo integral de cacau	Pão de queijo	Tapioca recheada com *hommus*

(*continua*)

Quadro 5.1 Sugestão de preparações que podem compor as refeições. (*continuação*)

	Sugestões		
Jantar	Acelga assada	Massa integral com legumes ou molho caseiro de tomate	Escarola refogada no azeite
	Torta de legumes	Filé de peixe no forno com açafrão e páprica	Fritada de ovos com tomate, alho-poró e mandioquinha ralada
Ceia	Maçã assada com especiarias	Mingau de aveia com canela	Biscoito de polvilho, chá de gengibre

Fonte: Desenvolvido pela autoria do capítulo.

É importante que haja acompanhamento com nutricionista precocemente, pois esse profissional adaptará a dieta de acordo com os efeitos colaterais apresentados pelo paciente, evitando perda de peso e de massa muscular e garantindo melhor qualidade de vida.

Referências

1. de Las Peñas R, Majem M, Perez-Altozano J, et al. SEOM clinical guidelines on nutrition in cancer patients. Clin Transl Oncol. 2019;21(1):87-93.
2. Vernieri C, Nichetti F, Raimondi A, et al. Diet and supplements in cancer prevention and treatment: clinical evidences and future perspectives. Crit Rev Oncol Hematol. 2018;123:57-73.
3. Arends J, Bachmann P, Baracos V, et al. ESPEN guidelines on nutrition in cancer patients. Clin Nutr. 2017;36(1):11-48.
4. Food, Nutrition, Physical Activity, and the Prevention of Cancer: a Global Perspective. World Cancer Research Fund/American Institute for Cancer Research; Washington, DC, 2019.
5. Guia alimentar para a população brasileira. Ministério da Saúde, Secretaria de Atenção à Saúde, Departamento de Atenção Básica. 2. ed., 1. reimpr. Brasília: Ministério da Saúde; 2014.
6. Instituto Nacional de Câncer José Alencar Gomes da Silva. Guia de nutrição para pacientes e cuidadores: orientações aos pacientes. Instituto Nacional de Câncer José Alencar Gomes da Silva. 3.ed. Rio de Janeiro: Inca; 2015.

A Atividade Física na Prevenção, Tratamento e Recuperação de Pacientes com Câncer

Giovana Abete
Leandro Abete

*"A falta de **atividade física** destrói a boa condição de qualquer ser humano, enquanto o movimento e o exercício **físico** metódico o salvam e preservam."*
Hipócrates

A Organização Mundial da Saúde (OMS) recomenda 150 minutos semanais de atividade física leve ou moderada (cerca de 20 minutos por dia) ou, pelo menos, 75 minutos de maior intensidade por semana (cerca de 10 minutos por dia).[1]

A atividade física é parte integrante da vida do ser humano, tanto no aspecto preventivo de malefícios à saúde quanto no processo de manutenção durante um tratamento de enfermidades, além de ser um hábito saudável de vida num pós-tratamento médico.

É cada vez mais um consenso entre os profissionais da área da saúde que a atividade física orientada deve fazer parte da rotina de vida de todos os indivíduos. A cada ano descobrimos mais benefícios que transcendem a questão do bem-estar e da estética que tal atividade nos proporciona.

Com a especialidade já bem estabelecida da medicina do esporte, criou-se uma "ponte" sólida entre a prática da atividade física e a medicina tradicional, aproximando os profissionais das duas áreas: educadores físicos com sua responsabilidade em equipes multidisciplinares, psiquiatras e psicólogos, entendendo a atividade física como caminho de tratamento de várias patologias emocionais, e médicos em geral enxergando o exercício físico como parte do "remédio" prescrito ao paciente.

Será nesse contexto que encaminharemos a nossa discussão, apresentando a atividade física orientada como aliada fundamental em todo o processo de prevenção, tratamento e recuperação de pacientes com câncer. Uma progressão adequada de esforço, mesmo nos períodos mais críticos do processo, trará ao praticante uma gama de benefícios, melhorando sua qualidade de vida.

Uma mudança no olhar

Se pensarmos de forma mais holística, enxergando o ser humano como um ser integral, munido de emoções, espiritualidade e entendendo seus comportamentos, seus anseios e necessidades como ser social, partimos para um modelo muito discutido atualmente conhecido como "cuidados integrativos".

A medicina ocidental, com uma mentalidade contemporânea, demonstra uma aceitação maior de novos sistemas terapêuticos, agregando elementos da tradicional medicina oriental conhecidos como "medicinas alternativas".[2]

> *Esses sistemas terapêuticos têm o potencial de contribuir para a elaboração de um novo paradigma nas ciências da saúde, por estarem impregnados de uma visão de integralidade, de unidade físico-energética, que leva em consideração, além do corpo físico, outras dimensões mais sutis do ser humano e a sua conexão com o universo a sua volta. Esse novo paradigma, em seus traços gerais, seria marcado por uma abordagem terapêutica transdisciplinar e holística, e pelo desenvolvimento de um pensamento complexo, não linear, não reducionista.*[3,4]

É à luz dos cuidados integrativos que a atividade física ganha seu papel de destaque, sendo vista hoje não somente como grande aliada dos tratamentos de doenças crônicas, bem como sendo o próprio tratamento, não somente para proporcionar a recuperação física, mas também o bem-estar social e afetivo.

Para sermos mais práticos e diretos, vamos nos restringir aos aspectos físicos, sociais e emocionais, já bem difundidos, como contribuição da atividade física orientada, no tratamento e na recuperação dos pacientes.

Aspectos emocionais

Nosso corpo funciona como uma orquestra na qual todos os instrumentos precisam tocar em harmonia e devem estar devidamente afinados para que o resultado seja um som agradável aos nossos ouvidos. Além disso, essa orquestra complexa necessita de um maestro para conduzi-la, regendo esse caminho para que a harmonia aconteça da forma adequada.

Pois bem, nosso maestro é o sistema nervoso central (SNC), que rege tudo o que acontece em nosso corpo. Para que o SNC tenha sucesso na organização de tudo o que ocorre dentro do nosso organismo, todos os sistemas precisam estar funcionando de forma adequada, como a afinação dos instrumentos da orquestra.

É nesse ponto que a atividade física aparece como importante reguladora de nossas emoções, trazendo equilíbrio hormonal em nosso corpo e deixando que os sistemas trabalhem de forma harmônica.

Já ouviu comentários de pessoas referindo-se a um "cansaço gostoso" provocado pelo exercício físico? Parece um contrassenso, porém ele realmente ocorre.

Quando nos exercitamos, existe um desgaste e um cansaço durante a atividade em função de usarmos as nossas reservas, o "combustível" para movimentar nosso corpo. Esse cansaço será diretamente proporcional à intensidade do exercício executado, porém, ao terminarmos, durante a recuperação do corpo, nosso organismo libera um hormônio chamado **endorfina**.

Esse hormônio, circulando em nosso organismo em maior quantidade, traz uma sensação de relaxamento e leveza, diminuindo, assim, o estresse corporal, dando-nos a sensação de bem-estar e tranquilidade, o tal "cansaço gostoso" proporcionado pela atividade física.

O American College Sports Medicine (EUA) propõe que 30 minutos diários de atividade física moderada melhoram a qualidade do seu sono, e já se sabe que noites maldormidas aumentam o cansaço do dia seguinte, interferem na memória e diminuem a produção de endorfina.

Outras substâncias, como **serotonina**, **oxitocina** e **dopamina**, também são liberadas com a prática da atividade física, sendo responsáveis pelo "bom humor", e, junto com a **endorfina**, são conhecidos como "**hormônios da felicidade**".

Aspectos sociais

Como seres humanos, somos sociáveis, vivemos em grupo e isso nos traz uma série de benefícios relacionados com nosso bem-estar e nossa saúde. Na prática de exercícios isso não é diferente, pois podemos nos apoiar nos amigos ou num grupo para manter o foco e a motivação para a prática contínua de uma atividade física.

Muitas vezes decidimos iniciar um programa de exercícios para a manutenção da saúde e nem sempre conseguimos dar continuidade a esse processo. Estando com uma companhia ou com um grupo, temos a chance de interagir com pessoas em "estado de felicidade", o que pode proporcionar um período duradouro na atividade escolhida.

Porém, não é só isso. O Dr. Samuel Harvey, do Instituto de Psiquiatria da Universidade de King, Londres, quando compara a atividade física durante o lazer com o trabalho, diz-nos que: "os benefícios sociais, como aumento no número de amizades, são o fator mais importante para se entender como o exercício está relacionado com a saúde mental. Isso pode explicar por que as atividades de lazer apresentam benefícios que não são vistos apenas durante as atividades físicas típicas de um dia de trabalho".[5]

O estudo ainda nos fala de possível redução no estado de ansiedade e depressão quando se está em convívio social durante uma atividade física, ou seja, praticá-la em grupo faz bem para a saúde físico-mental.

Aspectos físicos

Este parece ser o tópico central deste capítulo, no qual a atividade física regular e orientada é apresentada como aliada no tratamento e na recuperação de pacientes com câncer.

Ora, apesar de os aspectos físicos serem discutidos com mais rigor e encaminhamento, não podemos deixar de levar em consideração os aspectos sociais e emocionais já citados, principalmente quando há associação íntima entre a tristeza, a depressão e o câncer.

É fato que não temos estudos suficientemente sólidos que embasem a questão do que causa o câncer ou o processo da doença acelerado por um estado de tristeza ou depressão do indivíduo. É fato também que boa parte dos pacientes acometidos por câncer desenvolve, ao longo do percurso, processos de tristeza ou depressivos mais intensos, muitas vezes colocando em risco a continuidade do seu tratamento médico ou farmacológico.

Novamente a atividade física orientada, associada aos tratamentos médicos indicados ao paciente com câncer, forma um caminho que poderá minimizar os riscos da interrupção do tratamento por um aparente desânimo natural ocorrido ao longo do percurso.

Com relação aos aspectos físicos, direcionamos nossa apresentação ao desenvolvimento das **capacidades físicas**, conhecidas como força, resistência, flexibilidade, agilidade, entre outras.

Vamos dividir a atividade física em dois segmentos importantes e que devem caminhar em conjunto para o bom desenvolvimento do indivíduo em relação às suas capacidades físicas, para assim colher os benefícios que interferirão positivamente no tratamento e na recuperação do câncer.

O treinamento de *endurance* (TE) pode ser resumido como aquelas atividades duradouras, de intensidades baixas e moderadas, como caminhada, corrida, natação, ciclismo. Atividades que você consiga executar continuamente, por mais de 20 minutos e sem o coração acelerar demais.

O TE atuará nos sistemas cardíaco e respiratório de forma geral, trazendo ao seu praticante uma capacidade de "durar" mais tempo em uma atividade que pode ser física, um esporte ou simplesmente uma atividade cotidiana: ficar em pé em um transporte coletivo por mais tempo, subir lances de escada e evitar o elevador ou se deslocar a pé sem a necessidade do uso de um transporte formal.

Associado ao TE, para o benefício geral do desenvolvimento corporal, ajudando inclusive o próprio TE, temos o treinamento resistido (TR) ou treinamento contrarresistência (TCR), que nada mais é que um exercício com carga, no qual se busca estimular as cadeias musculares que nos dão a mobilidade e a sustentação necessárias para tudo o que fazemos corporalmente.

Conhecemos o TR com nomes mais populares, como musculação, exercícios funcionais ou condicionamento muscular, porém todos os trabalhos assim descritos exigem controle de carga e estimulam articulações, músculos e cadeias musculares do nosso corpo, tornando-os mais fortes, tonificados, resistentes, potentes, ágeis e flexíveis.

A combinação ideal para a atividade física atuar de forma positiva em nossa vida e especificamente no tratamento e na recuperação de pacientes com câncer é a coerência entre TE e TR, respeitando-se o momento físico de cada indivíduo e seu histórico médico e de atividades esportivas.

Para que ocorra de forma saudável, é necessário o entendimento de um processo de fadiga e cansaço excessivo que acomete alguns pacientes com câncer em tratamento.

Câncer e fadiga

Pacientes com câncer apresentam, de forma geral, uma condição de fadiga em estado crônico, ou seja, há uma baixa tolerância corporal a qualquer tipo de esforço. Em virtude disso, a recuperação se torna ineficiente mesmo com um estado de repouso, demonstrando uma constante perda de desempenho e piora da qualidade de vida.

Os principais fatores que contribuem para esse estado são:

- Tratamento do câncer com quimioterapia, imunoterapia, terapia-alvo molecular, hormonoterapias e radioterapia.
- Crescimento progressivo de tumor.
- Dor.
- Anemia.
- Baixa nutrição, hipotireoidismo, baixa testosterona nos homens e menopausa nas mulheres e desidratação.
- Comorbidades cardíacas, pulmonares, renais, hepáticas e doenças neurodegenerativas.
- Efeitos colaterais de remédios, especialmente sedação de analgésicos opioides.
- Descondicionamento físico.
- Depressão, estresse emocional e distúrbios do sono.[6]

Além desses fatores, segundo especialistas, outro causador da fadiga é a **caquexia**, a qual "caracteriza-se por um intenso consumo dos tecidos muscular e adiposo, com consequente perda involuntária de peso, além de anemia, astenia, balanço nitrogenado negativo, devido a alterações fisiológicas, metabólicas e imunológicas".[7]

Essa fadiga relacionada com o tratamento geralmente melhora depois que a terapia está completa, porém algum nível pode persistir por meses ou anos seguintes ao tratamento. Pesquisas indicam que para alguns pacientes este pode ser um problema significante.[8,9] A fadiga relacionada com o tratamento de câncer é relatada em 14% a 96% dos pacientes passando por tratamento de câncer,[10-13] e em 19% a 82% daqueles em pós-tratamento.

Em resumo, há uma deficiência do organismo na absorção dos macronutrientes (proteínas, gorduras e carboidratos), o que gera a perda de peso, associada a uma alteração hormonal e à circulação de citocinas.

Uma atividade física progressiva e orientada, principalmente respeitando tal condição no início do processo, trará um benefício gradativo ao paciente, melhorando esse estado de fadiga, e, consequentemente, a sua qualidade de vida.

Vale salientar que esta, mesmo durante o tratamento farmacológico intenso, deve-se fazer presente como aliada ao tratamento do paciente oncológico. É o que recomenda a American Cancer Society.[12]

A questão maior, no caso citado, é a intensidade desse exercício, o que pode ser um fator limitante. O que nos parece mais conveniente são os protocolos do treinamento de *endurance* (TE) em intensidade moderada, pois assim não haverá interferências com a eficácia da quimioterapia,[14] podendo, inclusive, ser realizado com segurança imediatamente após o tratamento.[11]

Associado ao TE em intensidade moderada, é extremamente necessário o início de um programa muscular progressivo para manutenção de massa muscular, e o treino resistido, ou seja, com uma carga a ser vencida (pesos, aparelhos, elásticos), mostrou-se eficiente nesse processo.

No que tange aos possíveis efeitos pelo treinamento físico em relação a exercício físico na caquexia, a maioria dos estudos tem atentado aos protocolos compostos por exercícios de resistência (treinamento contra resistência, TCR) que tem como objetivo inibir e/ou atenuar a redução na massa muscular (atrofia), que é o principal marcador clínico da síndrome. Nesse aspecto, na caquexia associada a diferentes doenças crônicas, o TCR (isoladamente ou em associação com a terapia e/ou farmacológica nutricional) é capaz de induzir aumento da força muscular, síntese proteica e da massa de células, bem como para melhorar ao paciente sua qualidade de vida.[15]

Temos, portanto, um consenso entre médicos, pesquisadores, educadores físicos e profissionais da saúde de forma geral de que a atividade física orientada é uma excelente parceira no acompanhamento do tratamento de pacientes com câncer e em sua recuperação; basta sabermos como começar ou desenvolver tal processo. Isso é o que apresentaremos no tópico a seguir.

Câncer e atividade física

Nosso objetivo maior aqui não é prescrever atividade física como receita, mesmo porque, durante todo o capítulo apresentado, ressaltamos a importância de que ela seja orientada. Uma integração do educador físico com o corpo médico que trata e acompanha o paciente é fundamental para que se atinjam os objetivos, sejam eles de rendimento ou simplesmente de qualidade de vida.

Essa interação profissional torna-se de suma importância, pois em alguns casos, como no câncer de mama, pode haver aumento do peso corporal ao invés de redução, sendo necessário um programa que atenda a essa característica.

Seguindo a mesma lógica anterior, vamos discutir separadamente as orientações possíveis para o desenvolvimento de TE e TR, lembrando que a associação dos dois perfis de treinamento é o que recomendamos como ideal para a "colheita" de bons resultados futuros.

Treinamento de *endurance*

Essas atividades devem ter o seu desenvolvimento em sessões exclusivas, ou seja, não apenas como aquecimento ou preparação para o desenvolvimento do TR, o que é extremamente importante e necessário, porém devem ter sua programação própria e geralmente em dias alternados ao desenvolvimento do TR.

É muito importante a duração dessa sessão de exercícios, para que os sistemas energéticos envolvidos sejam acionados e para que se atinja o ponto onde os benefícios que impactam o sistema cardiorrespiratório aconteçam.

A recomendação geral é de no mínimo 20 minutos contínuos, podendo estender-se a horas de atividade. O que vai determinar essa duração é o histórico de atividades desse paciente antes do tratamento, sua rotina do dia a dia, seu estado físico/emocional no início ou retomada do processo de exercícios, bem como uma avaliação conjunta do educador físico e do médico que o acompanha.

Há algumas ressalvas importantes a fazer no quesito de pacientes oncológicos em recuperação pós-cirúrgica, geralmente para retirada de tumores, dependendo exclusivamente de uma liberação médica e de muito bom senso por parte do educador físico que o acompanha.

Algumas atividades, nesses casos, deixam de ser recomendadas, como o ciclismo na rua, a corrida em ambientes externos e tudo o que possa oferecer risco de queda, trauma ou acidente, comprometendo a recuperação da cirurgia em questão. No caso específico do melanoma, o cuidado deve ser em relação ao indivíduo ficar exposto excessivamente à luz.

Com relação ao ciclismo e à corrida especificamente, o treinamento chamado *indoor*, ou seja, em ambiente fechado, seja numa esteira rolante (corrida), bicicleta estacionária ou rolo de treino (ciclismo), oferecerá uma segurança controlada para a prática.

Vale lembrar aos praticantes de atividades competitivas que há muitos casos de retomadas destas. Há também casos em que competições se tornam desafios de superação pessoais após o período de recuperação. Nós pessoalmente acompanhamos alguns atletas nessas condições com natação de águas abertas (competidores de travessias aquáticas) e *triathlon* (natação, ciclismo e corrida).

Mais uma vez, um alinhamento entre a equipe que acompanha o tratamento ou recuperação do paciente com câncer e o educador físico dará o caminho adequado a essa prática.

Treinamento resistido

Como já dito, o treinamento resistido nos é familiar com outros nomes, como musculação, condicionamento muscular, exercícios funcionais, entre outros. A característica desse trabalho é "vencer" uma resistência, imposta a seu corpo ou a parte dele, com sua ação muscular.

Essa resistência imposta poderá apresentar-se com pesos (halteres), elásticos (puxando, tracionando), elementos caseiros ou sucatas (cabo de vassoura, sacos de alimentos, garrafas) ou até mesmo com o próprio peso corporal, o que é extremamente eficiente.

O importante é sempre estarmos atentos à intensidade do trabalho e à progressão da carga. A intensidade tem uma relação com o número de vezes que se pratica a atividade semanalmente, a velocidade com que eu faço os exercícios, a carga que carrego, entre outras variáveis.

Já a progressão da carga tem relação com a adaptação pessoal ao exercício, ou seja, hoje eu sou capaz de sustentar meu corpo por 30 segundos em uma postura; em algumas semanas, estes mesmos 30 segundos representarão uma carga menor, pois, já me adaptei a ela.

Nesse caso, deve acontecer o **princípio da sobrecarga**, segundo o qual o profissional que acompanha avaliará o incremento, seja aumentando o tempo do exercício, seja mudando a postura para dificultar e exigir mais da musculatura, ou acrescentando algum elemento externo como carga extra. Lembrando que o **princípio da individualidade biológica** deve sempre ser levado em consideração. Esse é o fenômeno que explica a variabilidade entre elementos da mesma espécie, o que faz com que não existam pessoas iguais entre si.[16]

O ideal é ter uma rotina de 2 a 3 vezes na semana de pelo menos 30 minutos diários, porém o início dessa atividade poderá ser mais exaustivo, dependendo do momento do tratamento ou da recuperação do paciente com câncer; sendo assim, a progressão com um início mais brando será necessária.

Uma boa sugestão para o início dos trabalhos é o uso de elásticos para exercícios, nos quais o aluno coloca a carga que seu corpo suporta naquele momento, podendo progredir por muito tempo com o princípio da sobrecarga. Os elásticos são versáteis, utilizáveis em várias partes do corpo, possuem intensidades diferentes, variando a sobrecarga, e têm preços acessíveis.

Outro elemento bem-vindo no início de um programa de treinamento resistido é a água. Programas de hidroginástica são extremamente recomendáveis, pois a água devolve a resistência que o corpo é capaz de aplicar como força, ou seja, o mesmo exercício terá intensidades diferentes para pessoas com níveis de condicionamento físico diferentes.

A água também exerce uma carga progressiva, porém de forma natural. Quanto mais forte eu fico, mais aplico essa força na água e a recebo de volta em forma de resistência, aumentando minha sobrecarga.

O Quadro 6.1 contém as recomendações de atividade física do American College of Sports Medicine, 2019, para pacientes e sobreviventes de câncer.[17]

Quadro 6.1. Orientações sobre atividade física para pacientes e sobreviventes de câncer.

Evidências fortes	Treino aeróbio	Treino resistido	Aeróbio + resistência
Fadiga relacionada com câncer	3 vezes por semana 30 minutos por sessão Intensidade: moderado	2 vezes por semana 2 séries 15 a 20 repetições Grupos musculares grandes Intensidade: moderado	Treino aeróbio: 3 vezes por semana 30 minutos por sessão Intensidade: moderado + treino resistido: 2 vezes por semana 2 séries 15 a 20 repetições Grupos musculares grandes Intensidade: moderado
Qualidade de vida – saúde	2 a 3 vezes por semana 30 a 60 minutos por sessão Intensidade: de moderado a vigoroso	2 vezes por semana 2 séries 8 a 15 repetições Grupos musculares grandes Intensidade: de moderado a vigoroso	Treino aeróbio: 2 a 3 vezes por semana 20 a 30 minutos por sessão Intensidade: moderado + treino resistido: 2 vezes por semana 2 séries 8 a 15 repetições Grupos musculares grandes Intensidade: de moderado a vigoroso
Funções físicas	3 vezes por semana 30 a 60 minutos por sessão Intensidade: de moderado a vigoroso	2 a 3 vezes por semana 2 séries 8 a 12 repetições Grupos musculares grandes Intensidade: de moderado a vigoroso	Treino aeróbio: 3 vezes por semana 20 a 40 minutos por sessão Intensidade: de moderado a vigoroso + treino resistido: 2 a 3 vezes por semana 2 séries 8 a 12 repetições Grupos musculares grandes
Ansiedade	3 vezes por semana 30 a 60 minutos por sessão Intensidade: de moderado a vigoroso	Evidências insuficientes	Treino aeróbio: 2 a 3 vezes por semana 20 a 40 minutos por sessão Intensidade: de moderado a vigoroso + treino resistido: 2 vezes por semana 2 séries 8 a 12 repetições Grupos musculares grandes Intensidade: de moderado a vigoroso
Depressão	3 vezes por semana 30 a 60 minutos por sessão Intensidade: de moderado a vigoroso	Evidências insuficientes	Treino aeróbio: 2 a 3 vezes por semana 20 a 40 minutos por sessão Intensidade: de moderado a vigoroso + treino resistido 2 vezes por semana 2 séries 8 a 12 repetições

(*continua*)

Quadro 6.1. Orientações sobre atividade física para pacientes e sobreviventes de câncer. *(continuação)*

Evidências fortes	Treino aeróbio	Treino resistido	Aeróbio + resistência
Linfedema	Evidências insuficientes	2 a 3 vezes por semana Progressivo, supervisionado Grupos musculares grandes	Evidências insuficientes
Evidências moderadas	Treino aeróbio	Treino resistido	Aeróbio + resistência
Saúde óssea	Evidências insuficientes	2 a 3 vezes por semana Intensidade: de moderado a vigoroso + treino de alto impacto (suficiente para gerar uma força de reação do solo de 3 a 4 vezes o peso corporal) Duração: pelo menos 12 meses	Evidências insuficientes
Sono	3 a 4 vezes por semana 30 a 40 minutos por sessão Intensidade: moderado	Evidências insuficientes	Evidências insuficientes

Fonte: Elaborado pela autoria do capítulo.

A atividade física é uma grande aliada na prevenção, durante o tratamento e na recuperação de pacientes com câncer. Na verdade, esta deve estar presente durante toda a vida do indivíduo para que este seja saudável de forma integral: mente, corpo e espírito.

Com relação ao paciente diagnosticado com câncer, o momento em que se encontra no tratamento e sua condição física e emocional inicial definirão o caminho a ser traçado com o programa de exercícios, e isso deverá ser uma ação conjunta do educador físico e do médico ou equipe que acompanha o paciente.

Após a liberação médica para a atividade em questão e a iniciação do programa, dentro de alguns meses já se começam a colher os benefícios do trabalho e a evolução será nítida. Mantenha a regularidade e deixe o exercício físico fazer parte da sua rotina de vida continuamente, e não somente por um período após o tratamento.

Referências

1. Disponível em: https://www.saude.gov.br/component/content/article/781-atividades-fisicas/40390-atividade-fisica (acesso 3 ago 2020).
2. Abreu IPH. O vitalismo das práticas integrativas e complementares e o conceito de campo da ciência moderna. Vittalle – Revista de Ciências da Saúde. 2018;30(1):115-29. Curso de Homeopatia do Instituto de Saúde Integral de Brasília. Brasília, DF.
3. Abreu IPH. Saúde integral: conexões com as tradições da Antiguidade e com a ciência moderna: a integralidade e o Sistema Único de Saúde do Brasil – SUS. São Paulo: All Print; 2015. v.2.
4. Abreu IPH. A homeopatia e a ciência moderna: conexões. São Paulo: All Print; 2016 (Coleção Homeopatia: Fundamentos Históricos, Conexões com a Ciência Moderna e o Testemunho da Clínica; v.2).
5. Samuel B. Harvey exercise and the prevention of depression: results of the HUNT Cohort Study. 2018 Jan 1;175(1):28-36.
6. Bower JE, Bak K, Berger A, et al. Screening, assessment, and management of fatigue in adult survivors of cancer: an American Society of Clinical oncology clinical practice guideline adaptation. J Clin Oncol. 2014;32:1840.
7. Silva MPN. Síndrome da anorexia-caquexia em portadores de câncer. Revista Brasileira de Cancerologia. 2006;52(1):59-77.
8. Baker F, Denniston M, Smith T, et al. Adult cancer survivors: how are they faring? Cancer. 2005;104 (11 Suppl):2565-76.

9. Bower JE, Ganz PA, Desmond KA et al. Fatigue in long-term breast carcinoma survivors: a longitudinal investigation. Cancer. 2006;106(4):751-8.
10. Cella D, Lai JS, Chang CH, et al. Fatigue in cancer patients compared with fatigue in the general United States population. Cancer. 2002;94(2):528-38.
11. Dimeo F, Stieglitz RD, Novelli-Fischer U, Fetscher S, Mertelsmann R, Keul J. Correlation between physical performance and fatigue in cancer patients. Ann Oncol. 1997;8:1251-5.
12. Doyle C, Kushi LH, Byers T, et al. Nutrition, physical activity and Cancer Survivorship Advisory Committee; American Cancer Society. Nutrition and physical activity during and after cancer treatment: an American Cancer Society guide for informed choices. CA Cancer J Clin. 2006;56:323-53.
13. Fosså SD, Dahl AA, Loge JH. Fatigue, anxiety, and depression in long-term survivors of testicular cancer. J Clin Oncol. 2003;21(7):1249-54.
14. Jones LW, Eves ND, Courneya KS, et al. Effects of exercise training on antitumor efficacy of doxorubicin in MDA-MB-231 breast cancer xenografts. Clin Cancer Res. 2005;11:6695-8.
15. Zinna EM, Yarasheski KE. Exercise treatment to counteract protein wasting of chronic diseases. Curr Opin Clin Nutr Metab Care. 2003;6:87-93.
16. Tubino MJG. Metodologia científica do treinamento desportivo. 3.ed. São Paulo: Ibrasa; 1984.
17. Campbell KL, Winters-Stone KM, Wiskemann J, May AM, Schwarts AL, Courneya KS, et al. Exercise guidelines for cancer survivors: consensus statement from International Multidisciplinary Roundtable. 2019.
18. Brasil. Ministério da Saúde. Secretaria de Atenção à Saúde – SAS. Instituto Nacional do Câncer José Alencar Gomes da Silva. Coordenação de Prevenção e Vigilância. Estimativa 2018: incidência de câncer no Brasil. Rio de Janeiro: Inca;2017.

Capítulo 7

A Fisioterapia na Reabilitação dos Pacientes Oncológicos

Taluana Helena El Jamel

"Uma longa viagem de mil milhas inicia-se com o movimento de um pé."
Lao-Tsé

Neste capítulo, abordaremos como a fisioterapia pode atuar na recuperação do paciente oncológico. As sequelas decorrentes do tratamento variam de acordo com o tipo de câncer a ser tratado.

Com o envelhecimento da população e a exposição aos fatores de risco, o número de novos casos de câncer aumenta exponencialmente, justificando a melhor estruturação dos grandes centros oncológicos e a formação de profissionais especializados em oncologia.

O objetivo da fisioterapia é restabelecer o mais rápido possível as funções do paciente, atuar na prevenção de cicatrizes hipertróficas e aderentes e devolver sua independência nas atividades de vida diária. Cada vez mais o foco está na busca de melhor qualidade de vida.[1]

O cuidado integrativo utiliza diversas formas de tratamento (convencionais ou não), buscando a integralidade do indivíduo. Curar a doença significa cuidar do paciente de forma global.[2] Como fisioterapeuta, busco atender meus pacientes de forma integrativa, por meio de técnicas que visam a minimizar as sequelas decorrentes do tratamento.

As razões mais comuns para que pessoas busquem essa abordagem integrativa são:

- Minimizar efeitos colaterais do tratamento.
- Curar o câncer.
- Aliviar o estresse do tratamento.
- Adotar um estilo de vida mais saudável que integra corpo, mente e espírito.

Pré-habilitação em fisioterapia

A pré-habilitação em fisioterapia oncológica tem como objetivo minimizar as possíveis complicações após a cirurgia e proporcionar alta hospitalar precoce, retorno às atividades de vida diária e melhor qualidade de vida ao paciente. A abordagem multimodal é um diferencial na recuperação pós-operatória, e o maior desafio é reconhecer que o pré-operatório representa um momento oportuno para intervenção preventiva, mas que nem sempre é possível a correção de todos os fatores pelo curto período pré-operatório, seja ambulatorial, seja na fase hospitalar.[1]

Fisioterapia nos tumores pélvicos e uroginecológicos

Câncer pélvico é um termo genérico aplicado a qualquer tipo de câncer que ocorre na pelve. Isso inclui os cânceres de reto, ovário, bexiga, útero, vagina, do endométrio, da próstata, ósseo, entre outros; também pode ocorrer a partir da disseminação ou metástase de outros tipos de câncer a partir de diferentes áreas do corpo.[3]

Os sintomas do câncer pélvico incluem dor na região pélvica, incontinência, protuberâncias, sangramento vaginal, aumento dos gânglios linfáticos, dor abdominal, perda de peso, náuseas e vômitos. O tratamento e o prognóstico do câncer pélvico variam de acordo com o tipo de tumor e o estágio. O tratamento pode incluir cirurgia, radioterapia, terapia hormonal, quimioterapia e imunoterapia.[4]

A fisioterapia é indicada no pré e no pós-operatório, melhorando a capacidade funcional antes, durante e após o tratamento oncológico.[5]

Atua na presença de dor persistente, fibroses, retrações e aderências cicatriciais, encurtamentos musculares, diminuição da amplitude do movimento das articulações e membros, neuropatias, linfedema, alterações respiratórias, falta de controle motor, fraqueza muscular, incontinência urinária, entre outros. Os sintomas variam de acordo com o tipo e a localização do tumor. Os objetivos são: melhorar a flexibilidade, fortalecer o assoalho pélvico, controlar a dor, melhorar a função pulmonar, reduzir a fadiga e melhorar a capacidade funcional.[6]

Fazem parte do tratamento técnicas de drenagem linfática, de enfaixamento, cinesioterapia (exercícios de contração lenta e contração rápida), eletroterapia, termoterapia e fototerapia, terapia manual, exercícios respiratórios e de relaxamento, técnicas para analgesia (alívio da dor), entre outras.[7]

Fisioterapia nos tumores ósseos[1]

Os tumores ósseos podem ser primários ou metastáticos. As metástases ósseas são mais comuns que as lesões primárias.

Os locais mais acometidos por metástases (em ordem de acometimento) são: coluna, fêmur, úmero, ilíaco e tíbia proximal. Nos tumores primários o fêmur é o mais acometido, tanto nos tumores benignos quanto nos malignos.

O tratamento tem como objetivo o controle das metástases ósseas com cirurgia, radioterapia e radiocirurgia.

A fisioterapia é imprescindível para uma recuperação mais rápida e adequada. O objetivo do tratamento é a analgesia (alívio da dor), redução do processo inflamatório local, ganho da amplitude de movimento, fortalecimento muscular e orientações para as atividades de vida diária.

A qualidade de vida e a independência para as atividades de vida diária são os principais objetivos do tratamento com Fisioterapia no câncer de pulmão

O tratamento do câncer de pulmão inicial (quando o paciente não tem metástases) em geral começa com a cirurgia seguida pela quimioterapia e/ou radioterapia, em alguns casos. As complicações operatórias e pós-operatórias dependerão da extensão cirúrgica, do estado geral de saúde do paciente e das comorbidades associadas.[1]

A fisioterapia atua na reabilitação respiratória, principalmente na reexpansão do pulmão e na higiene brônquica, prevenindo as complicações infecciosas como pneumonias, por exemplo. Auxilia também no controle da dor no pós-operatório e no fortalecimento muscular, acelerando a recuperação do paciente que acabou de passar por uma grande cirurgia.

Fisioterapia no câncer de mama

O tratamento oncológico acarreta muitos efeitos colaterais que podem comprometer a qualidade de vida do paciente. A fisioterapia pode atuar no pré-operatório, no pós-operatório imediato e tardio e nas sequelas do tratamento cirúrgico e adjuvante (tratamento realizado após a cirurgia, para prevenção de recidivas). Ela é utilizada para minimizar os efeitos colaterais, uma vez que possibilita restabelecer as funções físico-funcionais comprometidas pelo tratamento.

É mais comum a fisioterapia no pós-operatório, para reabilitação das sequelas cirúrgicas que podem advir, tais como disfunções da cintura escapular e do membro superior, cuidados com as cicatrizes, prevenção ou tratamento das complicações linfáticas. Importante lembrar que esses aspectos estão intrinsecamente ligados; deve-se pensar no todo e não em cada um isoladamente.

Independentemente da técnica cirúrgica empregada, a reeducação da cintura escapular e do membro superior deve ser rapidamente restabelecida para evitar complicações, como cicatrizes hipertróficas e aderentes e disfunções linfáticas (linfedema).[8]

Reeducação funcional da cintura escapular e do membro superior[9]

Existem vários motivos para reeducar a cintura escapular o mais rápido possível. Podemos citar como mais importantes:

- Com diagnóstico de tumor maligno, inconscientemente há um mecanismo primário de defesa, respondendo com uma contratura muscular da região escapular e do ombro (principalmente do trapézio e adutores do ombro). Com o estresse e a ansiedade do diagnóstico, o medo da cirurgia e dos tratamentos complementares afeta diretamente o estado psicológico do paciente, podendo surgir dores de origem miofascial (dores musculares). Essas dores podem aparecer em qualquer parte do corpo, mas com maior frequência nas regiões cervical e torácica, e nos ombros.
- No pós-operatório, o estado psicológico e a imagem corporal sofrem alterações, sendo vivenciado de formas diferentes, de acordo com a importância que cada um dá à sua imagem corporal. Com a avaliação inicial do fisioterapeuta, para aquelas pessoas com perfil psicológico depressivo, é importante desviar o foco de atenção da mama, começando a reabilitação funcional pelo

membro superior. Em alguns casos, a possibilidade de incapacidade e o medo de sentir dor fazem com que algumas pacientes tenham maior dificuldade na realização dos exercícios de reabilitação. Se for necessário, sugerir acompanhamento psicológico.

- Para realização da radioterapia é necessário um posicionamento específico. O fisioterapeuta deve reabilitar a paciente para facilitar esse posicionamento, evitando que apresente dor e aumento do estresse.
- Prevenção de linfedema.

Fisioterapia no pós-operatório de câncer de mama

Os objetivos principais da fisioterapia no pós-operatório de câncer de mama são a prevenção de incapacidade e limitação funcional do membro superior homolateral à cirurgia, do linfedema, das retrações e aderências cicatriciais.

Deve-se atentar para fatores que podem complicar a recuperação da paciente no pós-operatório e os efeitos fisiológicos da cinesioterapia (exercícios) e drenagem linfática.

A principal complicação é a imobilização total do membro homolateral à cirurgia, pois é a grande responsável pelo aparecimento das retrações, limitando a amplitude normal dos movimentos e aumentando o risco de surgir linfedema.

A fisioterapia deve-se iniciar no pós-operatório imediato, com as devidas precauções que requer cada fase. Quanto mais precocemente forem fornecidas as orientações e realizados os exercícios de reabilitação, mais rápida será a recuperação da paciente.[10]

Enquanto a paciente estiver com dreno e pontos, requer maior atenção. A amplitude de movimento é restrita a 90 graus de abdução (abertura lateral) e flexão anterior do braço (estender os braços para a frente).

Orientações do pós-operatório (PO) imediato da cirurgia de mama (mastectomia ou adenomastectomia com ou sem esvaziamento axilar) ao PO15 (até o 15° dia após a cirurgia)[10]

São realizados exercícios de mobilização precoce do membro superior, respeitando a amplitude limitada de movimento.

Os exercícios propostos para essa fase são:

- **Exercícios posturais simples:** têm por objetivo retomar rapidamente o esquema corporal da mulher.
- **Exercícios dinâmicos (cervical, membro superior, respiratório):** início dos exercícios ativos, mas se necessário com auxílio do fisioterapeuta nas primeiras movimentações.
- **Exercícios globais menos específicos:** reequilíbrio postural global da paciente, evitando desequilíbrios que possam causar dores e alterações posturais.

A seguir, temos figuras com exemplos de manobras e exercícios que podem ser realizados em casa para ajudar na recuperação dos movimentos dos membros superiores após o tratamento cirúrgico.

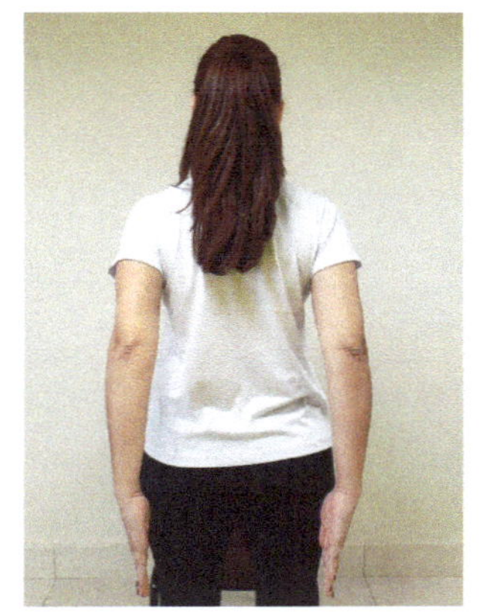

Figura 7.1. Hiperextensão dos braços com aproximação das mãos.

Fonte: Foto autoral por Pablo Grotto.

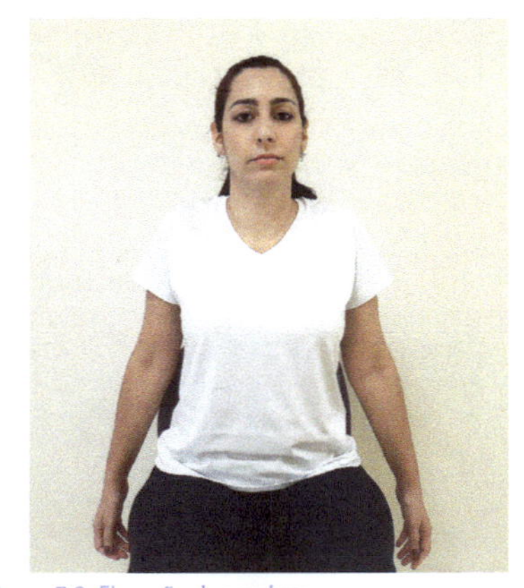

Figura 7.2. Elevação dos ombros.

Fonte: Foto autoral por Pablo Grotto.

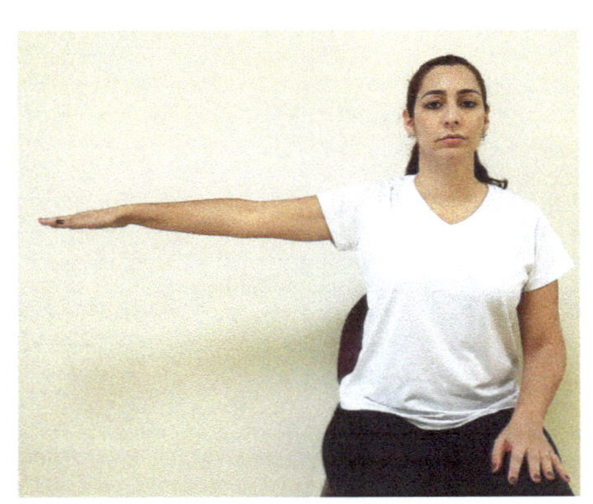

Figura 7.3. Elevação anterior e lateral dos braços até 90 graus.

Fonte: Foto autoral por Pablo Grotto.

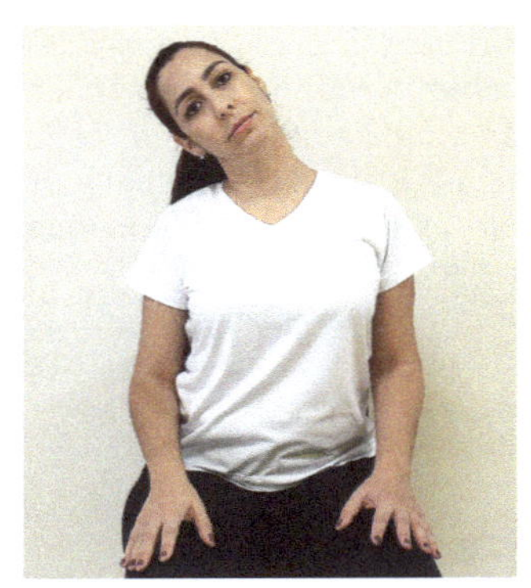

Figura 7.4. Inclinação lateral da cabeça.

Fonte: Foto autoral por Pablo Grotto.

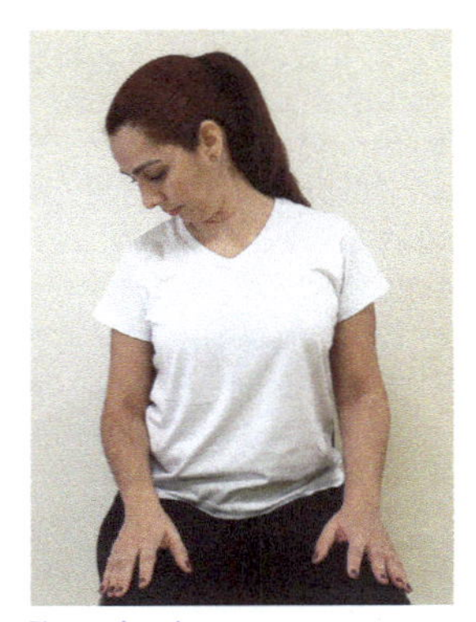

Figura 7.5. Flexão da cabeça.

Fonte: Foto autoral por Pablo Grotto.

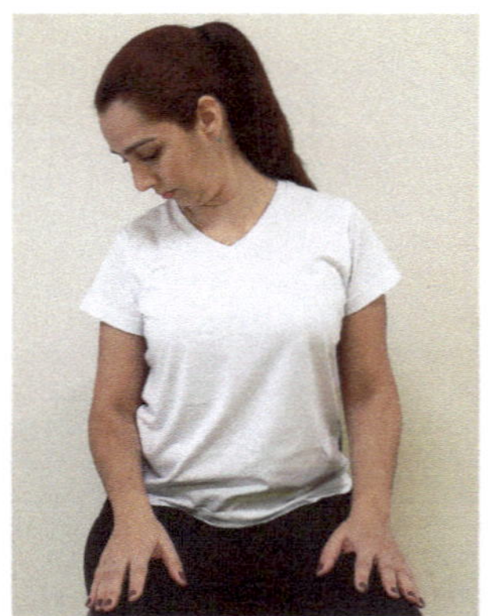

Figura 7.6. Rotação lateral com flexão da cabeça.

Fonte: Foto autoral por Pablo Grotto.

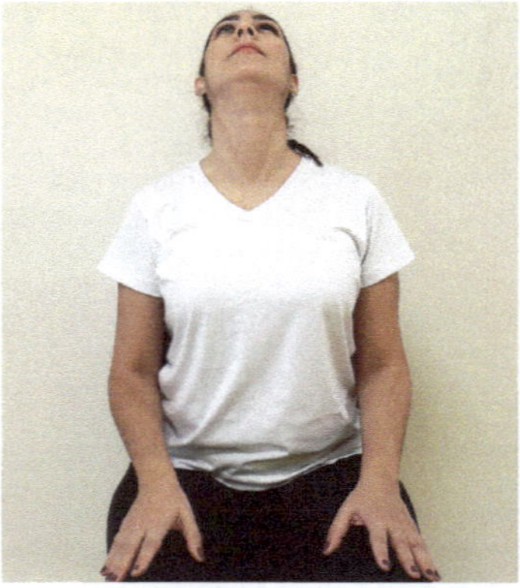

Figura 7.7. Extensão da cabeça.

Fonte: Foto autoral por Pablo Grotto.

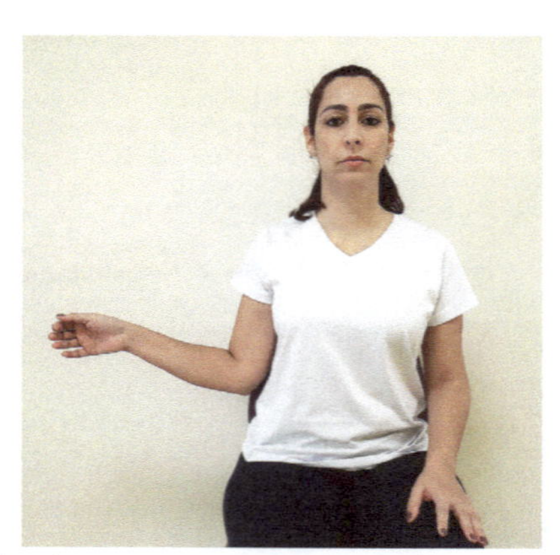

Figura 7.8. Rotação lateral do ombro.

Fonte: Foto autoral por Pablo Grotto.

Orientações do 15º dia pós-operatório em diante[6]

Por volta do 15º dia o dreno e os pontos já foram retirados e deve-se iniciar a reabilitação funcional mais ativa. Se a paciente não apresentou qualquer complicação do pós-cirúrgico, a partir dessa fase serão permitidos exercícios com aumento da amplitude de movimento, sempre respeitando as dificuldades individuais de cada paciente.

A seguir, alguns exercícios que podem ser realizados nessa fase, de acordo com a necessidade individual de cada paciente:

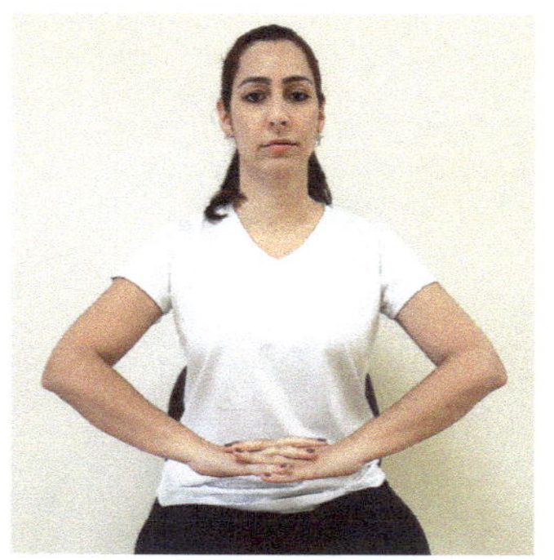
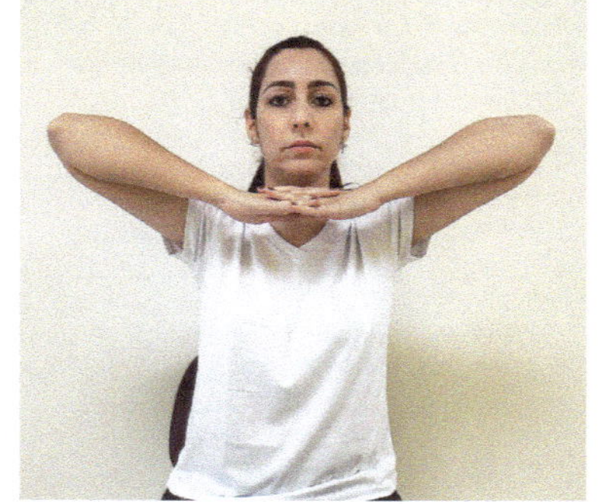

Figura 7.9. Elevação dos braços com as mãos entrelaçadas.

Fonte: Foto autoral por Pablo Grotto.

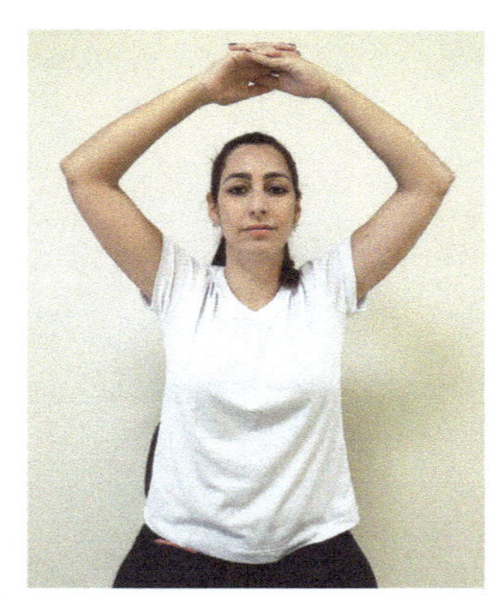
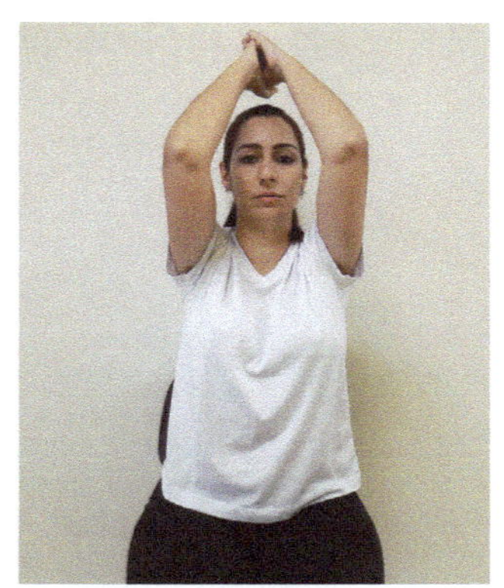

Figura 7.10. Mãos entrelaçadas acima da cabeça com abertura dos cotovelos.

Fonte: Foto autoral por Pablo Grotto.

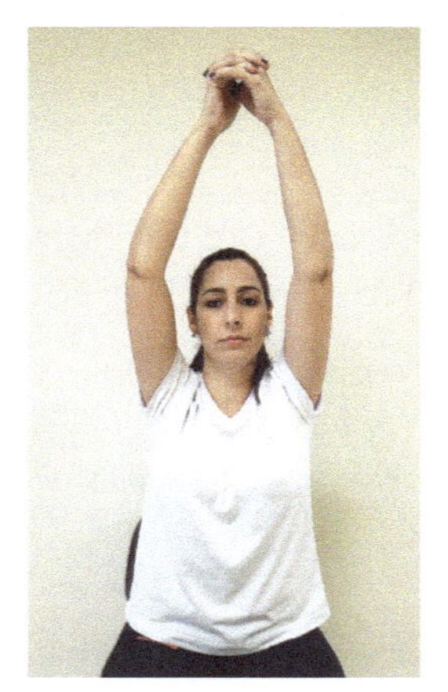
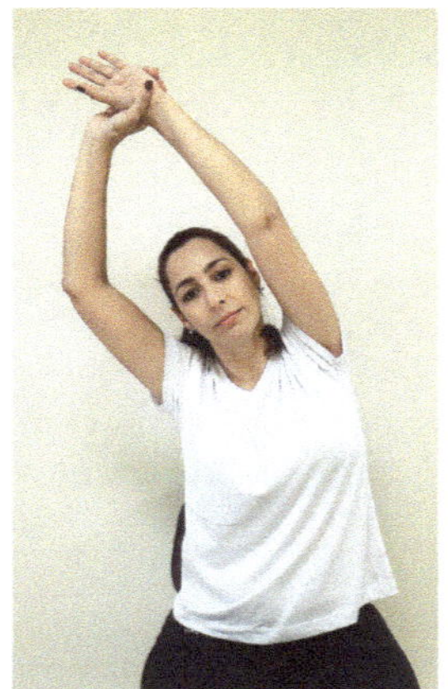

Figura 7.11. Elevação dos braços com inclinação lateral de tronco.

Fonte: Foto autoral por Pablo Grotto.

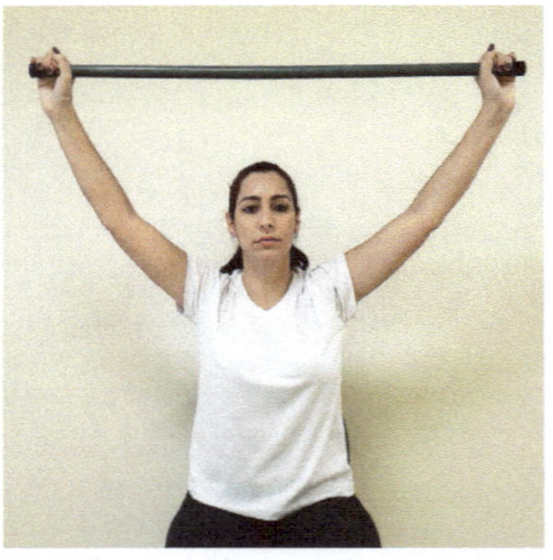
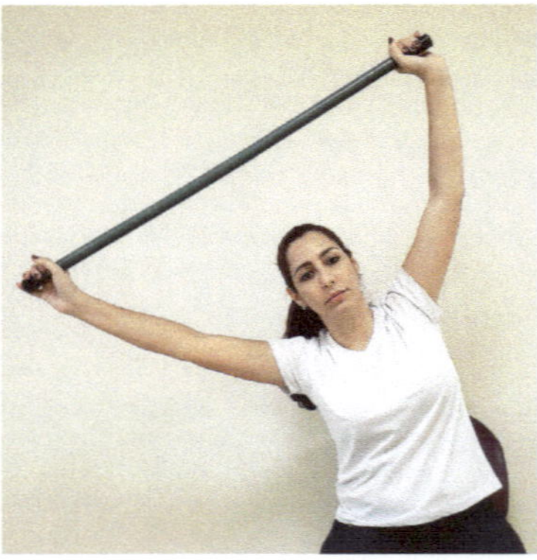

Figura 7.12. Elevação dos braços com bastão e inclinação lateral de tronco.

Fonte: Foto autoral por Pablo Grotto.

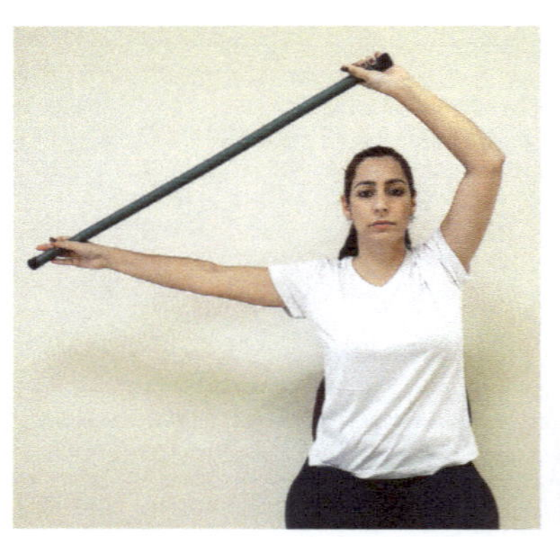
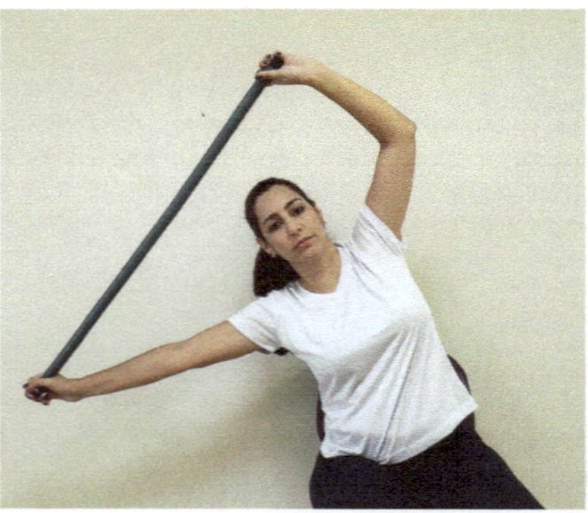

Figura 7.13. Elevação dos braços com bastão, inclinação lateral de tronco e flexão de cotovelo do braço que estiver acima da cabeça.

Fonte: Foto autoral por Pablo Grotto.

Linfedema

Uma das complicações que podem surgir durante o tratamento oncológico é o linfedema, ou seja, o aumento de volume de uma determinada parte do corpo, causado por distúrbios na circulação linfática.

O fator determinante do linfedema é a insuficiência da drenagem linfática, que pode ser causada por uma barreira em nível de vasos ou nódulos linfáticos. Eles podem ser classificados em dois grandes grupos: linfedemas primários e linfedemas secundários.[12,12]

Linfedema primário[11,12]

O linfedema primário pode aparecer sem uma causa específica, lesão ou trauma. Ele pode ser precoce ou congênito.

- **Precoce:** raramente acomete pessoas jovens, durante a puberdade e sem causa conhecida;

- **Congênito:** está presente desde o nascimento, sendo caracterizado por hipoplasia linfática e estrutura inadequada dos vasos linfáticos (dilatação anormal e insuficiência valvular).

Linfedema secundário[11,12]

O linfedema secundário pode ser causado por:

- **Lesão tecidual:** lesões graves na estrutura e/ou funcionamento dos vasos linfáticos.
- **Filariose:** ocorre após a picada de um mosquito infectado por um parasita (*Wuchereria bancrofti*). É um linfedema progressivo e grave.
- **Insuficiência venosa crônica:** quando grave, pode sobrecarregar o sistema linfático, levando a um linfedema.
- Recidivas de erisipela, linfangite ou celulite.
- **Linfadenectomia e/ou ressecção de vasos linfáticos:** nas cirurgias oncológicas pode ser necessária em gânglios linfáticos para a definição do estágio da doença e do tratamento.
- Metástases de tumores malignos.
- Fibrose pós-radioterapia e radiodermite.

Além da classificação dos linfedemas quanto à causa, há a classificação segundo o grau de intensidade:

- **Fase I:** é o mais simples, linfedema espontaneamente reversível. Regride facilmente, apenas com estímulo da circulação linfática.
- **Fase II:** espontaneamente irreversível. Apresenta fibrose do fluido intersticial com consequente aumento da consistência da pele. São necessárias ações terapêuticas mais intensivas.
- **Fase III:** linfedema mais grave, geralmente com grande volume da região afetada e com alterações importantes na pele (ressecada, fria, coloração escura e aspecto de casca de laranja). A pele nesse estádio se torna muito vulnerável a infecções e a região atingida apresenta-se deformada.
- **Fase IV:** é o mais grave, conhecido como elefantíase. Apresenta todas as alterações da fase III com maior gravidade, ocorrendo total falência dos vasos linfáticos. Os vasos linfáticos encontram-se tão distendidos pela estase, que a insuficiência valvular leva ao refluxo linfático; com isso há extravasamento da linfa para a pele através de fístulas linfáticas e linfocistos.

Tratamento do linfedema

O tratamento com resultados mais consistentes para o linfedema é a terapia física complexa (TFC) e suas variantes, que são os cuidados com a pele, a drenagem linfática manual, a bandagem compressiva em multicamadas, a pressoterapia e os exercícios miolinfocinéticos (ativação do sistema linfático por meio de exercícios). As técnicas devem ser realizadas em conjunto, podendo sofrer alguma modificação de acordo com o quadro clínico do paciente. Se as técnicas forem realizadas separadamente, podem mostrar-se ineficazes.

A terapia linfática vem evoluindo nos últimos anos. O Conselho Internacional de Linfologia de 2015 da ISL e o 5° Consenso Latino-americano para o Tratamento do Linfedema trazem outros recursos a serem associados à terapia física complexa, como laserterapia, *kinesio taping* (bandagem elástica), endermoterapia e uso de autovestimentas e vestimentas noturnas. Mesmo sendo a técnica mais utilizada e estudada, não há consenso na literatura mundial sobre qual é a melhor forma de tratamento nem qual método de drenagem é mais eficaz.[1]

A linfoterapia exige uma completa avaliação para definição de quais técnicas serão utilizadas. Pode-se empregar apenas uma técnica, alguns ou todos os recursos terapêuticos, de acordo com a fase em que se encontra.[11,12]

No linfedema de fase I, indicam-se apenas automassagem e os cuidados com a pele. Nos linfedemas mais graves (fases II, III e IV), todos os recursos são utilizados no tratamento.[11,12]

O tratamento nos linfedemas mais graves se divide em duas etapas.[11,12]

Na primeira etapa, o tratamento é intensivo, com frequências diárias ou em dias alternados, e tem como objetivo a máxima redução do linfedema e a melhora da estética e da funcionalidade do membro.

Na segunda etapa, fase de manutenção, que pode variar de 8 a 10 semanas, o objetivo é manter pelo máximo de tempo a melhora conseguida durante a primeira etapa; para isso combinamos linfodrenagem manual, exercícios, enfaixamento compressivo e cuidados diários realizados pelo paciente.

O linfedema não tem cura, mas pode ser controlado, por isso é necessário que pacientes com alto risco sejam identificados e tratados precocemente, permitindo melhor qualidade de vida com amenização de complicações funcionais, estéticas e psicoemocionais.

Fisioterapia nas disfunções causadas pela quimioterapia[1]

Os quimioterápicos não atuam apenas nas células tumorais; as estruturas saudáveis que se renovam constantemente (medula óssea, mucosas, pelos e unhas) também são atingidas pela ação antineoplásica desses fármacos.

A toxicidade é variável e depende do fármaco utilizado; os efeitos terapêuticos e tóxicos dos quimioterápicos dependem do tempo de exposição a eles. Cada fármaco causa efeitos colaterais diferentes, e os mais comuns são vômitos, náuseas, alopecia, neurotoxicidade, cardiotoxicidade, mielotoxicidade, mucosite, diarreia ou obstipação intestinal e fadiga oncológica.

O tratamento fisioterápico visa combater os sintomas apresentados pelo paciente, o qual pode beneficiar-se de acupuntura, eletroterapia, termoterapia e fototerapia, massoterapia, alongamentos e fortalecimento muscular.

Fisioterapia nas disfunções causadas pela radioterapia[1]

A radioterapia é utilizada como tratamento local ou regional e indicada de forma exclusiva ou associada a outros tratamentos. Tem objetivo de cura, remissão, profilaxia ou paliação.

Seus efeitos colaterais dependem do volume da irradiação, da dose total e do fracionamento diário, do tipo do aparelho de radioterapia, se há quimioterapia associada, da idade, do estado nutricional, de comorbidades, entre outros.

Os principais efeitos colaterais são: odinofagia (deglutição com dor), tosse, pericardite e endocardite, fibrose tecidual, osteorradionecrose, disfagia, cardiotoxicidade, fibrose pulmonar, pneumonites, esofagite, fratura de ossos, fadiga oncológica, linfedema, radiodermites.

O tratamento fisioterápico visa combater os sintomas apresentados pelo paciente. As radiodermites e a fibrose radioinduzida são os efeitos mais comuns.

Nas radiodermites, a prevenção e o tratamento devem ser feitos em conjunto com o médico e a equipe de enfermagem. São indicadas compressas calmantes, aplicação de *aloe vera* ou calêndula e pomadas corticoides. A literatura traz o uso do equipamento de alta frequência, que tem função vasodilatadora, sedativa e antisséptica; laserterapia de baixa potência; alongamento muscular passivo e ativo-assistido, massoterapia e terapia manual para ganho de amplitude de movimento, alívio da dor, liberar aderências e melhorar a aparência cicatricial.

Fisioterapia na fadiga oncológica[1]

A fadiga relacionada com o câncer, segundo a Organização Mundial da Saúde (OMS), é definida como diminuição de energia e progressiva necessidade de descansar, desproporcional a qualquer mudança recente no nível de atividade que venha ocorrendo todos os dias, durante um período de duas semanas no último mês, associada a pelo menos cinco dos seguintes sintomas ou queixas: fraqueza, diminuição de concentração ou atenção, insônia ou sono excessivo, sono não reparador, necessidade de esforço para vencer a inatividade, dificuldade para executar tarefas diárias, problemas de memória recente, dificuldade no cumprimento de funções, desde que esses sintomas não sejam consequentes a depressão ou delírio.

O tratamento da fadiga oncológica tem como objetivo melhorar a capacidade cardiovascular, diminuir a gordura corporal em excesso, aumentar a resistência muscular, a força e a flexibilidade. As ações visam manter ou aumentar os níveis de energia dos pacientes, por meio de estratégias como a organização do sono e exercícios. Técnicas de relaxamento, boa alimentação e atividades de lazer devem ser incluídas.

Evidências científicas mostram que técnicas de ioga, acupuntura, massoterapia, musicoterapia, relaxamento e Reiki podem reduzir a fadiga em pacientes oncológicos.

Mensagens importantes:

- Sempre procure um profissional especializado para não comprometer seu tratamento.
- O cuidado integrativo pode utilizar, ou não, diversas formas de tratamentos buscando a integralidade do indivíduo.
- O fisioterapeuta atua diretamente no tratamento do paciente oncológico.
- A fisioterapia no pós-operatório do câncer de mama busca a prevenção de incapacidade e limitação funcional do membro superior homolateral à cirurgia, do linfedema, das retrações e das aderências cicatriciais.
- A fisioterapia atua diretamente no câncer pélvico, na prevenção de complicações, no tratamento e no alívio dos efeitos colaterais.
- A fisioterapia atua na reabilitação motora e analgesia após cirurgia, radioterapia ou radiocirurgia para o controle de tumores ósseos metastáticos.
- A fisioterapia atua no pós-operatório de cirurgias pulmonares, auxiliando na reabilitação respiratória.
- O tratamento da fadiga oncológica tem como objetivo aumentar o nível energético e melhorar a qualidade de vida do paciente.

- A prevenção é sempre o melhor caminho. Mantenha em dia seus exames de rotina e procure um médico sempre que perceber algum sintoma ou alteração em seu corpo.
- "Quem procura acha e quem acha cura" – UNACCAM.

Referências

1. Baiocchi JMT. Fisioterapia em oncologia. Curitiba: Appris; 2017.
2. Otani MAP, Barros NF. A medicina integrativa e a construção de um novo modelo na saúde. Disponível em: https://www.scielo.br/pdf/csc/v16n3/16.pdf (acesso 20 jun 2020).
3. Brasil. Instituto Vencer o Câncer. Disponível em:)https://vencerocancer.org.br/page/5/?s=fisioterapia+no+cancer+ginecologico (acesso 29 jul 2020).
4. Payroi. Câncer pélvico: tratamentos. Disponível em: http://payroi.sejose.com/artigo/cancer-pelvico/tratamentos (acesso 29 jul 2020).
5. Sampaio LR, Moura CV, de Resende MA. Recursos fisioterapêuticos no controle da dor oncológica: revisão da literatura. Disponível em: http://www1.inca.gov.br/rbc/n_51/v04/pdf/revisao5.pdf (acesso 29 jul 2020).
6. Fisioterapia oncológica. Oncofisio. Disponível em: http://oncofisio.com.br/fisioterapia-oncologica (acesso 1 ago 2020).
7. Fisioterapia aplicada ao câncer ginecológico. Disponível em: http://fisioworkrs.com.br/blog/fisioterapia-aplicada-ao-cancer-ginecologico (acesso 1 ago 2020).
8. Associação Brasileira de Fisioterapia em Oncologia. Disponível em: https://www.abfo.org.br/ (acesso 25 jul 2020).
9. Matheus LBG, Silva LLS, Figueiredo LC. Abordagem fisioterapêutica no paciente oncológico. Disponível em: https://diretrizesoncologicas.com.br/wp-content/uploads/2018/10/Diretrizes-oncol%C3%B3gicas-2_Parte46.pdf.
10. Faria L. As práticas do cuidar na oncologia: a experiência da fisioterapia em pacientes com câncer de mama. Disponível em: https://www.scielo.br/pdf/hcsm/v17s1/05.pdf (acesso 25 jul 2020).
11. Camargo MC, Marx AG. Reabilitação física no câncer de mama. São Paulo: Roca; 2000.
12. Dielle AR, Santana FJ. Tratamento do linfedema associado à drenagem linfática manual e seus efeitos sobre funcionalidade, dor e qualidade de vida: uma revisão sistemática (trabalho de conclusão de curso). Universidade Federal de Sergipe, 2018.

Capítulo 8

Manejo da Dor no Paciente Oncológico

Adeli Lino Alfano
Cinthia Passos Damasceno

"A felicidade que o homem pode alcançar não está no prazer, mas no descanso da dor."
John Dryden

O que é dor?

A dor é uma experiência sensitiva e emocional desagradável associada a uma lesão tecidual real ou potencial. É um sintoma extremamente relevante que, em estado grave, pode gerar incapacidade, dificultando a realização de atividades diárias e interferindo no estado de humor e nas relações sociais e profissionais.

Tal experiência é fundamental para a sobrevivência, já que é o primeiro indicador de qualquer estímulo que pode ser resultante de uma lesão decorrente de calor, frio, pressão, corrente elétrica, irritantes químicos e, até mesmo, movimentos bruscos. Esse sistema sensorial é extremamente amplo e torna a percepção da dor uma experiência rica, multidimensional e extremamente variável no que diz respeito a qualidade, quantidade e características afetivo-motivacionais.[1] No câncer, a dor se mostra como um processo complexo, promovido por alterações das células, tecidos e sistemas, e se manifesta devido a diversos fatores: presença de tumor ou metástase, terapia de combate à doença (procedimentos diagnósticos, cirúrgicos, intervenções, radioterapia, quimioterapia, imunoterapia, terapia hormonal e molecular), mecanismos indiretamente relacionados com o câncer e seu tratamento (como infecções, desequilíbrio metabólico, alterações musculares) e mecanismos não relacionados com o câncer propriamente dito ou seu tratamento (como enxaqueca e neuropatias).

A identificação desses fatores é de extrema importância, pois, a partir disso, abrem-se as possibilidades de implementação de uma terapia eficaz para analgesia.[2]

Para reconhecer esses fatores no tratamento do câncer é imprescindível que haja uma comunicação médico-paciente clara e objetiva, a fim de que se possa estabelecer, a partir das informações coletadas, uma estratégia analgésica ideal.

Como é a consulta com o médico especialista em dor?

O ponto de partida para a construção de uma estratégia analgésica ideal ocorre na consulta médica, momento em que, geralmente, deve-se seguir estas três etapas:

Etapa 1: obtenção de uma história clínica detalhada

Para a composição da história clínica do paciente, faz-se uma entrevista visando identificar dados pessoais (idade, sexo) e informações sobre diagnóstico da neoplasia, seus tratamentos e possíveis complicações. Em seguida, trazendo o foco ao quadro álgico, devem-se incluir perguntas que possam trazer informações sobre: início da dor, local afetado, irradiação e intensidade nas últimas 24 horas e semanas (tanto em repouso quanto em movimento), características e o tipo de dor, como pressão, formigamento, sensação de queimação, cólica etc. Também devem ser registrados fatores que atenuam ou exacerbam a dor e o impacto deles nas atividades funcionais, psicológicas e sociais.[3]

Etapa 2: realização de um exame físico abrangente

O exame físico tem como principal objetivo avaliar alterações da sensibilidade tátil, térmica e dolorosa e do sistema musculoesquelético (como tônus muscular e movimentos involuntários).

Esse exame é uma ferramenta fundamental para ajudar nos diagnósticos diferenciais, conduzir a solicitação de testes diagnósticos apropriados e estabelecer o tratamento mesmo antes da obtenção dos resultados dos exames solicitados.

Etapa 3: interpretação correta dos resultados dos exames

A realização de cada uma das etapas é necessária para a determinação de informações sobre a dor, como origem, mecanismo de ação, intensidade, duração e sazonalidade, e, por conseguinte, para o estabelecimento de um diagnóstico.

Qual é o objetivo da consulta?

Além do estabelecimento do diagnóstico correto e do tratamento adequado, os principais objetivos da consulta médica relacionada com a dor são: estabelecer um bom relacionamento médico-paciente, promover a troca de informações de forma segura e facilitar o envolvimento do paciente na tomada de decisões para seu próprio tratamento.

No contexto do câncer, é possível haver desafios específicos envolvidos no estabelecimento dessa boa relação decorrentes de emoções e medos intensificados que insurgem da parte do paciente. Nessas circunstâncias, o médico, por ser, muitas vezes, o "portador de más notícias", pode não conseguir, na visão do paciente e dos familiares, assumir o papel de "acolhedor". Além disso, pode haver ambivalência em torno do fato de que parte da dor experimentada pode ter sido desencadeada por intervenções médicas, como cirurgia, quimioterapia ou radioterapia.

Sendo assim, abertura, honestidade e empatia são essenciais para estabelecer a confiança necessária para uma comunicação eficaz e para que o paciente seja encorajado a ser o protagonista do seu próprio cuidado e a se envolver nas discussões de suas experiências de dor e nas opções disponíveis de tratamento.

Quando os pacientes sentem segurança para falar mais abertamente sobre suas questões, os médicos podem obter melhor compreensão sobre como fornecer um atendimento mais personalizado a fim de promover maior satisfação, maior senso de controle e aumento das capacidades funcionais individuais.[3]

Quais são as opções de tratamento?

Medidas farmacológicas

Diversos medicamentos podem ser utilizados no controle da dor e devem ser indicados de acordo com o tipo e a intensidade desta.

– *A) Analgésicos simples e anti-inflamatórios*

Os anti-inflamatórios (ácido acetilsalicílico, ibuprofeno, naproxeno, celecoxibe, diclofenaco, cetorolaco, meloxicam, indometacina, piroxicam) e os analgésicos simples (dipirona e paracetamol) podem tratar tanto a dor quanto a febre. Apresentam boa resposta analgésica, principalmente quando associados a outras medicações. Apesar do uso rotineiro e amplo da população pela facilidade de acesso e familiaridade com esses medicamentos, alguns cuidados devem ser tomados pelos pacientes em tratamento do câncer, haja vista que podem causar irritação gástrica e alterações renais, além de aumentar o risco de sangramento em algumas situações bem específicas.[1]

– *B) Opioides*

Esses medicamentos foram classificados de acordo com a potência:

- **Opioides fracos:** codeína e tramadol.
- **Opioides fortes:** buprenorfina, morfina, metadona, oxicodona e fentanil.

São eficazes para a dor e estão disponíveis para uso, mas são frequentemente subutilizados porque os pacientes, no caso em questão, preocupam-se com a dependência e com os efeitos colaterais que podem decorrer de seu uso, o que pode gerar falta de adesão aos regimes de medicação, maior intensidade e menor alívio da dor, diminuição da satisfação com os cuidados de saúde e piores condições de humor e bem-estar. Para que não ocorra o uso inadequado, é muito importante que todas as dúvidas a respeito do planejamento terapêutico por meio desse tipo de medicação sejam expostas e sanadas na consulta médica.

– *C) Medicações adjuvantes*

São fármacos que nem sempre possuem características analgésicas diretas, embora contribuam para o controle da dor por meio de diversos mecanismos de atuação, sendo responsáveis, até mesmo, pela diminuição das doses dos analgésicos simples e dos opioides.

Entre eles estão os antidepressivos, os anticonvulsivantes, os corticoides, os antiespasmódicos e os anestésicos locais.[2]

– *D) Tratamentos antitumorais*

O tratamento de combate ao crescimento tumoral também é um grande aliado no tratamento da dor e pode ser realizado, a depender de cada caso, com bisfosfonatos, quimioterapia e radioterapia.

– *E) Terapias intervencionistas*

São realizadas por meio de procedimentos que se propõem a ser minimamente invasivos nos diversos sistemas e órgãos do corpo humano. O objetivo é visualizar a área a ser tratada por meio de métodos de imagem, como tomografia, ultrassonografia e imagens de raios X, e realizar a injeção de substâncias que promovam a interrupção dos estímulos de dor por meio de uma ação direta sobre nervos, vasos ou sobre o próprio tumor.[1]

Medidas não farmacológicas

O uso de intervenções não farmacológicas integradas (físicas, cognitivas e espirituais) pode ser valioso quando associado à terapia farmacológica.

– *A) Abordagens psicológicas*

A dor causa não só sofrimento físico, mas também mental, influenciado pelo contexto psicossociocultural em que o paciente se encontra.

A psicoterapia pode ser um recurso fundamental no tratamento da dor, principalmente quando esta é intensificada, ou até mesmo promovida, por ansiedade, medo, depressão ou distúrbios do sono. Ela ajuda a devolver ao paciente a sensação de controle da realidade, mesmo com a presença da dor e da doença subjacente.[4]

– *B) Práticas mente-corpo*

O termo refere-se a uma variedade de atividades que visam focar ou controlar a atenção. O objetivo dessa prática na terapia de controle da dor é melhorar a função física e promover a saúde por meio das interações entre o cérebro, a mente, o corpo e o comportamento, além de promover uma sensação de bem-estar emocional, físico e espiritual.

– *C) Meditação*

É uma prática contemplativa que convida o paciente a ter maior consciência de suas próprias sensações, aprendendo a dar a devida atenção a elas.

Acredita-se que pode ter efeito sobre o sistema nervoso, agindo em respostas inflamatórias e metabólicas e promovendo a liberação de substâncias que podem melhorar a qualidade do sono e do humor.

Sua eficácia requer instrutores qualificados para transmitir ao paciente uma técnica apropriada e incentivar sua prática regular.

– *D) Acupuntura*

Método terapêutico que se caracteriza pela inserção de agulhas filiformes em certos pontos do corpo, que podem ser estimuladas com manipulação manual, calor ou pulsos elétricos que promovem aumento da produção de neurotransmissores analgésicos endógenos e atuam na modulação da dor.

– *E) Massoterapia*

A terapia de massagem diz respeito a uma modalidade de tratamento em que se aplica a força física aos músculos, tendões e tecidos conjuntivos para promover o relaxamento, reduzir a tensão, aliviar a dor e melhorar a circulação. A “massagem sueca” é a técnica mais comumente usada no tratamento do câncer. Ela é composta por 5 movimentos básicos:

1. pressão;
2. amassamento;

3. tapotagem;
4. vibração;
5. fricção.

Apesar de ser uma medida não farmacológica, a técnica aplicada pode apresentar algumas contraindicações, principalmente no que diz respeito à intensidade da pressão dos movimentos em pacientes com maior risco de fraturas ou hematomas consequentes de alterações sanguíneas causadas pela própria doença ou pelo uso de medicações para o tratamento.[5]

- *F) Terapia musical*

A música tem o poder de expressar e comunicar, de forma singular, sensações que não podem ser expressas em palavras, por isso tem sido usada como intervenção terapêutica para promover mudanças físicas e emocionais. Nesse caso, o paciente pode ter tanto uma participação ativa, ao tocar instrumentos ou utilizar a própria voz, como uma participação passiva, ao escutar músicas de forma receptiva.

- *G) Reabilitação*

Refere-se ao uso de diversos recursos para reabilitação, como terapia manual, cinesioterapia, exercício físico de alongamento e fortalecimento muscular, mobilidade de membros e drenagem linfática para recuperação da funcionalidade.

Pode ser usada para tratar os sintomas e, em alguns casos, as causas da dor.

Quais são os fatores que dificultam o tratamento da dor?

Comportamento do tumor

O crescimento, a compressão de estruturas adjacentes, as recidivas e as metástases podem alcançar estruturas diferentes do sítio original, aumentando as estruturas expostas a estímulos dolorosos. Essa natureza dinâmica e complexa da dor oncológica pode colocar o médico diante de desafios na avaliação da dor, por isso é importante que o paciente exponha detalhadamente o que sente para que, juntos, possam transpor as barreiras para o controle ideal da dor.

Comportamento do paciente

Os pacientes podem impedir, de forma não proposital, o controle eficaz de sua dor. Isso acontece, em geral, por falta de adesão adequada ao tratamento ocasionado por temores relacionados com o uso de analgésicos em função de seus efeitos colaterais e pela possível indução de vício e tolerância. Outra causa muito comum é a relutância do paciente em relatar ao médico mudanças quanto ao aumento da dor devido ao medo de que isso possa indicar qualquer piora no estado da doença. Isso pode acabar impedindo o estabelecimento de uma terapia adequada.

Comportamento dos personagens de suporte

Os familiares cuidadores desempenham um papel significativo no controle da dor. Apesar de as pesquisas mostrarem que a maioria desses familiares não se sente realmente preparada para desempenhar tal função, são poucos os que expressam as reais dificuldades no cuidado do paciente e na administração das medicações. É importante ressaltar que deficiências no gerenciamento da dor e dos medicamentos podem levar a internações hospitalares desnecessárias.[2]

Comportamento médico/serviços de saúde

Talvez uma das barreiras mais significativas para avaliação e tratamento da dor de forma ideal seja a fragmentação do atendimento ao paciente, haja vista que tal procedimento, muitas vezes, pode ocorrer em vários ambientes, além de ser realizado por equipe composta por diversos profissionais que não promovem uma comunicação adequada entre si. Embora o manejo de pacientes com câncer por uma equipe multidisciplinar seja a abordagem padrão ouro, se feita de forma inadequada, pode levar a inconsistências no cuidado.

Qual é a importância do tratamento adequado?

A dor controlada possibilita a melhora da qualidade de vida, além de contribuir para melhor participação do paciente na realização de terapias benéficas, minimizando as chances de frustração com o tratamento e ajudando a diminuir a pesada carga emocional que recai sobre ele e seus cuidadores.

Desafios

Um dos desafios de lidar com a dor é negociar essa tríade de dimensões sensoriais, emocionais e físicas, que são tão subjetivas.

Somente quando médico e paciente descobrem juntos o que é realmente importante para o caso específico é possível fornecer e receber um cuidado centrado, com melhora da qualidade do tratamento da dor e do conforto individual.[6]

Referências

1. Leppert W, Zajackowska R, Wordliczek J, Dobrogowski J, Woron J, Krzakowski M. Pathophysiology and clinical characteristics of pain in most common locations in cancer patients. Jornal of Physiology and Pharmacology. 2016.
2. Siler S, Borneman T, Ferrell B. Pain and suffering. Seminars in Oncology Nursing, 2020.
3. Street, Jr RL, Slee C, and Kravitz RL. Improving physician-patient communication about cancer pain with a tailored education-coaching intervention. Patient Education and Counceling. 2010.
4. Gorin SS, Krebs P, Badr H, et al. Meta-analysis of psychosocial interventions to reduce pain in patients with cancer. J Clin Oncology. 2012.
5. Siler S, Borneman T, Ferrell B, Pain and suffering. Seminars in Oncology Nursing, 2020.
6. Latter S, Hopkinson JB, Richardson A, Hughes JA, Lowson, Edwards D. How can we help family carers manage pain medicines for patients with advanced cancer? A systematic review of intervention studies. BMJ Supportive and Palliative Care. 2016.

Capítulo 9

Os Benefícios do Uso da Acupuntura em Pacientes Oncológicos

Igor Renato L. B. de Abreu

"Ninguém pode nos salvar, a não ser nós mesmos.
Ninguém pode e ninguém consegue.
Nós mesmos devemos trilhar o caminho..."
Sidarta Gautana *(563-483 a.C.)*

Em 2003, durante um congresso médico acadêmico do qual eu estava participando, assisti a uma palestra sobre acupuntura com o Prof. Yssao Yamamura. Na ocasião vi o auditório cheio e resolvi entrar para assistir. Era acadêmico, estava no 4º ano da faculdade e já estava decidido a seguir a carreira cirúrgica. Adorava o ambiente do centro cirúrgico, gostava de procedimentos invasivos e não ligava muito para aquilo que não tivesse uma incisão ou uma punção envolvida. Achava acupuntura uma tremenda bobagem e tinha preconceito contra aqueles que a usavam e a praticavam, assim como grande parte dos médicos ainda hoje o tem. Entrei na palestra simplesmente porque estava cheia, uns amigos meus entraram e eu resolvi entrar por curiosidade.

Ouvi atentamente a aula do Prof. Yssao, que explicou rapidamente o mecanismo de ação da acupuntura. Falou algumas coisas sobre energias, que na ocasião não entendi muito bem, e depois parou a palestra e prometeu fazer uma demonstração prática. Ele se dirigiu à plateia e perguntou se alguém estava com dor em alguma parte do corpo. O silêncio tomou conta do público. Uns ficaram olhando para as caras dos outros e podíamos ouvir os sons dos pássaros nas árvores do lado de fora daquele grande auditório. De repente surgiu uma senhora mancando, vestida com o uniforme dos funcionários da limpeza, dizendo que estava com dor na região lombar há 2 dias que irradiava para a porção posterior da perna, a típica lombociatalgia. Ela trabalhava na limpeza, mas mal conseguia fazer seu trabalho por conta da dor.

A mulher subiu no palco e o Prof. Yssao retirou do bolso de seu casaco um pacote de agulhas de acupuntura. Abriu o pacote, retirou uma pequena agulha e mostrou para a plateia, que o acompanhava atentamente. Ele pediu que a senhora se sentasse em uma cadeira que estava no palco, próxima ao púlpito, e solicitou que fechasse os olhos e relaxasse. Sussurrou algo do tipo "não tenha medo" no ouvido esquerdo daquela mulher e espetou a agulha no topo da cabeça dela. Fez alguns movimentos breves de rotação na agulha utilizando os dedos indicador e polegar da mão direita e pediu que a mulher se levantasse em seguida.

Pediu que se curvasse para a frente, para trás, para a direita e para a esquerda e em seguida perguntou: “Como está a dor?”.

A mulher respondeu: “Que dor? Não sinto mais nada!”. Foi aí que pediu para ela se abaixar, levantar e fazer três polichinelos. E ela fez, sem dor alguma.

A plateia foi tomada por um sentimento de espanto misturado com surpresa e indignação. Como assim?! Ele conseguiu tirar a dor com uma agulha em menos de 10 segundos! Como isso é possível? Seria algum tipo de feitiçaria? Todas essas dúvidas surgiram imediatamente na minha cabeça e eu não acreditava no que estava vendo. Depois da apresentação, fui atrás daquela senhora e perguntei-lhe se realmente estava com dor. Ela olhou bem nos meus olhos e, com muita simplicidade, disse: “Menino, aquele japonês é macumbeiro, porque eu estava morrendo de dor, agora não sinto mais nada. Isso é macumba! Só pode ser”.

A partir daquele momento meu encanto e fascinação pela acupuntura tiveram início. Estava decidido a aprender como se fazia aquilo. Comecei a estudar acupuntura por conta própria por muitos anos, lendo livros e mais livros, pratiquei algumas vezes em mim mesmo, em meus familiares e amigos, fui adquirindo conhecimentos e habilidades práticas. Depois de muitos anos de estudo, resolvi me matricular e cursar uma pós-graduação em acupuntura médica. Foi muito bom para apurar minha técnica e refinar minhas habilidades. Hoje em dia sou cirurgião torácico ativo, opero pacientes oncológicos e utilizo a acupuntura para melhorar a qualidade de vida desses pacientes e a qualidade da recuperação cirúrgica dos procedimentos que faço. A acupuntura, para mim, é um complemento da minha especialidade, uma importante ferramenta que uso diariamente para melhorar os resultados dos tratamentos oferecidos aos doentes.

A acupuntura é um dos pilares da medicina chinesa. Sua história é bem antiga e remonta ao período anterior à idade dos metais. Existem escavações arqueológicas com evidências rudimentares da prática de acupuntura datadas do período em torno do ano 5.000 a.C. Nesse período, a acupuntura era feita com lascas de pedra e de madeira. Com o passar dos séculos, as técnicas e instrumentos utilizados foram aprimorados e as lascas de pedra deram espaço a agulhas de ferro fundido, que posteriormente foram substituídas pelas atuais agulhas de aço inoxidável.[1]

A tradição de tratar doenças utilizando os preceitos da medicina chinesa é algo antigo e era passado de geração a geração, de pai para filho. Contudo, por volta de 25 séculos antes de Cristo, a China foi governada por um sábio imperador, chamado Huangdi, o lendário Imperador Amarelo (2697 a 2597 a.C.). Esse sábio foi um grande estudioso da filosofia taoísta, das ciências da natureza e da medicina. Registrou as bases do conhecimento milenar passadas por gerações mediante a tradição oral em um grande tratado intitulado *Nang Jin,* também chamado de o *Livro do Imperador Amarelo*, que até hoje é um dos livros clássicos utilizados no estudo da medicina chinesa. Pela primeira vez na história alguém havia tomado o cuidado de registrar os conhecimentos médicos em um tratado. Isso foi fundamental para manter viva essa arte de curar.[2]

Entre os séculos VI e V antes de Cristo esses conhecimentos se disseminaram por todo o continente asiático e Oriente Médio, onde a tradição foi mantida por muitos séculos e ensinada pelos mestres da cura nas escolas médicas.[2]

Mas em 1453, com a conquista da cidade de Constantinopla pelo jovem imperador otomano Maomé II, ocasionando o fim do império romano oriental, os islâmicos passaram a dominar as rotas de comércio entre Ocidente e Oriente, que tinham como principal entreposto a atual Istambul. Esse fato estreitou ainda mais o contato entre orientais e povos europeus, gerando um ambiente favorável para barganhas culturais. A partir daí os conhecimentos de acupuntura chegaram à Europa e se disseminaram por todo o velho continente entre os séculos XV e XVI, sendo a técnica amplamente praticada e estudada em diversas escolas de medicina. Mas foi somente entre o final do século XVIII e o início do século XIX que a acupuntura chegou às Américas.[2] No Brasil, essa prática chegou no início do século XIX, com a grande imigração chinesa para o Rio de Janeiro, contudo sua aceitação como prática médica reconhecida é bem recente e remete à segunda metade do século XX.[3]

A acupuntura tem como base funcional a regulação das funções orgânicas do corpo por meio da estimulação de terminações nervosas encontradas na pele, músculos, tendões, ossos e articulações, chamados genericamente de pontos de acupuntura.[4] Vamos a um exemplo prático para entender melhor esse processo.

Imagine que seu corpo é um grande relógio mecânico e que esse relógio pode atrasar, adiantar, parar de segurar corda, pode se desregular e passar a apresentar mau funcionamento. Agora imagine que, quando isso acontece, você leva o relógio ao relojoeiro, que tem a competência necessária para regular todo o mecanismo. Se o relógio está atrasando, o relojoeiro pode encurtar o pêndulo e acelerar seu funcionamento; se está adiantado, pode alongar o pêndulo; se não está segurando corda, pode regular a mola; se está desregulado, pode lubrificar. Assim o acupunturista pode atuar, regulando o corpo do paciente. Como alguém que toca na tela de um *smartphone* para abrir um aplicativo, fechar uma foto, entrar na internet, o acupunturista toca o corpo do paciente e provoca a estimulação do sistema nervoso simpático, estimulação parassimpática, aumento na liberação de determinado neurotransmissor, liberação de dado hormônio, promovendo alterações orgânicas cujo resultado final é a correção de certo estado fisiológico alterado que pode desencadear uma doença se perpetuando.[5]

Para efetuar tais estímulos, o profissional da acupuntura pode utilizar diversos métodos, como aplicação de agulhas, aplicação de calor (moxabustão), aplicação de um campo elétrico, aplicação de ventosas, aplicação de estímulos pressóricos com o uso de microesferas ou sementes de mostarda e até o uso de massagem (tuiná). O método adequado pode ser escolhido caso a caso, levando em consideração a idade do paciente, o contexto do tratamento, as doenças que o paciente possui, o uso de medicações específicas, como anticoagulantes e antiagregantes plaquetários, se o paciente está fazendo ou fez algum tipo de tratamento, se tem medo de agulhas e a intensidade dos sintomas apresentados por ele.[4]

Ao efetuar a estimulação de um ponto de acupuntura, ocorre primeiramente um efeito local, com a liberação de substâncias inflamatórias teciduais. Esses mediadores promovem a manutenção do estímulo mesmo após o término do estímulo físico pela presença das agulhas, da moxa, do *laser* etc.

A partir daí, ocorre a excitação de determinadas terminações nervosas que se dirigem à medula e são capazes de ativar vias neurológicas específicas capazes de bloquear estímulos dolorosos gerados por doenças, por traumatismos, por disfunções orgânicas, capazes de ativar o sistema nervoso simpático e parassimpático, de estimular a secreção de hormônios, de aumentar a secreção de neurotransmissores no sistema nervoso central, de desencadear reflexos, e dessa maneira conseguimos tratar dores, sintomas e até doenças.

A acupuntura nunca deve ser usada como único tratamento em patologias graves, como doenças infectocontagiosas, câncer, quadros cardiovasculares agudos, insuficiências orgânicas agudas. Porém, quando essa modalidade terapêutica é associada como um adjuvante no tratamento de todas essas doenças, o resultado positivo é mais rapidamente atingido e os pacientes consomem menos medicamentos.[5]

Na China antiga, na época do Imperador Amarelo, não se sabia o que era impulso nervoso, neurotransmissores, hormônios e metabolismo. A principal atividade econômica era a agricultura; as pessoas tinham uma íntima relação com a natureza. Por esse motivo, as diversas doenças eram descritas utilizando elementos da própria natureza. É muito comum, em textos antigos de acupuntura, depararmos com descrições do tipo "invasão de vento frio no meridiano da bexiga" a fim de explicar uma lombalgia aguda com irradiação para a parte posterior da coxa, ou "invasão do meridiano do baço por umidade" para aliviar uma dor nas pernas do tipo peso derivada de um quadro de varizes. Grande parte desses textos ainda serve como referência para o estudo da acupuntura ainda hoje. Sendo assim, esses termos são utilizados pelos acupunturistas contemporâneos para descrever seus diagnósticos e instituir tratamentos.[6] Cabe ao profissional acupunturista ter o conhecimento necessário para transpor o diagnóstico da medicina chinesa para a medicina ocidental e ter a capacidade de integrar as duas medicinas. Isso é a verdadeira medicina integrativa.

Para elaborar diagnósticos em medicina chinesa, o profissional deve ser dotado de uma sensibilidade muito apurada. O diagnóstico é feito apenas pela observação dos pacientes. O jeito de andar e de falar, a coloração da pele da face, a expressão facial, o brilho dos olhos, o aspecto da língua e o pulso do paciente são os métodos diagnósticos usados. Se o acupunturista for dotado de uma sensibilidade muito apurada, consegue definir traços da personalidade dos pacientes apenas observando tais informações, sem que o paciente diga uma palavra.[7]

Pacientes em tratamento de câncer apresentam uma série de condições clínicas e sintomas que podem ser tratados utilizando a medicina chinesa.

A seguir, exemplificaremos alguns desses quadros citando entre parênteses o diagnóstico de cada um pela medicina chinesa.

- **Fogachos (deficiência de Yin do Shen com formação de falso calor):** são ondas de calor de aparecimento súbito que surgem principalmente durante a noite, gerando uma sensação de sufocamento e um grande incômodo. São muito frequentes em mulheres que atingem a menopausa. Mulheres que fazem bloqueios hormonais para tratamento de neoplasias de mama e mulheres que fizeram a retirada dos ovários para tratamento de tumores são muito acometidas pelos quadros de fogachos. A acupuntura e a fitoterapia chinesa são muito eficazes no tratamento dessa condição clínica.[8]
- **Náuseas e vômitos (deficiência de Yang do Pi com Qi contra a corrente):** sintoma muito comum entre aqueles que fazem tratamento quimioterápico ou que se submetem a um procedimento cirúrgico. A acupuntura é muito útil nessas situações, sendo inclusive descrita em *guidelines* específicos para tratamento de náuseas pós-operatórias.[9,10]
- **Dores agudas (estagnação de Qi ou Xue):** dores agudas decorrentes de traumas cirúrgicos, tratamentos com radioterapia ou pela própria doença neoplásica. Respondem muito bem ao tratamento com acupuntura. O alívio da dor costuma ser imediato.[11]
- **Dores crônicas (obstrução dos meridianos por umidade/mucosidade):** diferentemente das dores agudas, os quadros de dores crônicas em pacientes oncológicos demoram um pouco mais para serem controlados com a acupuntura. Esses pacientes requerem um número maior de sessões para terem sucesso no tratamento. A eletroacupuntura é uma arma muito poderosa no tratamento desses pacientes.[12]
- **Artralgias (síndrome Bi):** muitos pacientes em uso de quimioterapia, terapias alvo e imunoterapia para determinados tumores desenvolvem quadros de

dores articulares. Esses pacientes são muito beneficiados pelo uso da acupuntura, permitindo que cheguem ao final de seus tratamentos oncológicos com efeitos adversos bem controlados.[13]

- **Fadiga (deficiência de Qi, deficiência de Yin do Shen, deficiência de Yang do Pi, deficiência de Xue):** a fadiga é uma queixa muito frequente entre pacientes oncológicos em vigência da quimioterapia. Esse sintoma pode ser aliviado com o uso da acupuntura associada à fitoterapia chinesa.[14]
- **Neuropatia periférica (deficiência de Xue):** muitos pacientes desenvolvem quadros de inflamação das terminações nervosas quando fazem tratamento quimioterápico. Essa condição pode gerar uma sensação muito incômoda de formigamento nas extremidades e choques. Esse sintoma desagradável pode ser muito bem controlado com a acupuntura sistêmica.[15]
- **Intolerância gastrointestinal (fogo no Wei, calor no XiaoXang, calor no Dachang):** alguns quimioterápicos podem gerar sintomas gastrointestinais como empachamento, refluxo, queimação no estômago e diarreia. Todos esses sintomas podem ser tratados com mudanças na dieta do paciente e acupuntura.[16]
- **Alterações do sono e quadros de ansiedade (fogo no Xin, estagnação de Qi do Gan):** fazer tratamento oncológico não é fácil, pois gera muita insegurança, incerteza e ansiedade nos pacientes. Esses sintomas são muito bem controlados com o uso da acupuntura, que leva o paciente a uma sensação de bem-estar e tranquilidade.[17]
- **Pacientes oncológicos pediátricos:** as crianças podem ser tratadas com acupuntura como os adultos; porém, quando efetuamos acupuntura em crianças, evitamos o uso de agulhas. Utilizamos outras formas de estimulação dos pontos, como *laser*, TENS e auriculoterapia com sementes de mostarda.[18]

Para ilustrar o que foi exposto até aqui, vou citar dois casos que servirão de exemplos de como a acupuntura pode ser útil para pacientes oncológicos.

- **Exemplo 1:** Paciente de 38 anos, do sexo masculino, portador de sarcoma sinovial em joelho direito tratado cirurgicamente há 3 anos, evoluiu com recidiva da doença em fígado e pulmões. Uma das lesões pulmonares mantém íntimo contato com a sexta costela direita em sua porção anterior, gerando forte dor torácica. Estava em programação para quimioterapia paliativa e fazia acompanhamento com o médico especialista em dor, que já havia prescrito uma série de medicamentos com diferentes mecanismos de ação, incluindo antidepressivos e analgésicos opioides (derivados de morfina). Quando usava os medicamentos, a dor diminuía por algumas horas, porém voltava em igual intensidade e logo ele tinha que tomar novamente a medicação. Procurou o atendimento com acupuntura para o tratamento das fortes dores torácicas. Indiquei sessões de eletroacupuntura. Após as primeiras sessões a dor apresentou diminuição de intensidade, havendo uma redução da necessidade do uso frequente de medicamentos. Depois da oitava sessão de acupuntura consegui dar alta para o paciente, pois sua dor havia diminuído muito e estava sendo possível o seu controle apenas com o uso esporádico de analgésicos comuns como a dipirona.
- **Exemplo 2:** Paciente do sexo feminino, 42 anos, portadora de neoplasia de mama com expressão de receptor hormonal, estava em vigência de tratamento com bloqueadores hormonais. Passou a apresentar sudorese noturna intensa com ondas de calor (fogachos). Apresentava também alterações do sono, referindo insônia de manutenção (acordava durante a madrugada e não

conseguia voltar a dormir) e sono não reparador. Apresentava fadiga importante, principalmente ao final da tarde, com sensação de peso no corpo e "falta de energia". Procurou a acupuntura para alívio desses sintomas. Iniciei o tratamento com acupuntura e fitoterapia. Após a quarta sessão já estava bem melhor de todos esses sintomas e recebeu alta.

Isso mostra que a acupuntura pode ser uma importante ferramenta para o tratamento de pacientes oncológicos quando utilizada por profissionais capacitados a interpretar os sintomas referidos pelo paciente, elaborando um diagnóstico preciso e aliando o tratamento à medicina ocidental. A integração dessas técnicas permite tratar o paciente como um ser completo, que necessita de cuidados não apenas no plano material, mas também em suas alterações mentais, anseios, sentimentos, aflições e tristezas.

Quando a mente e a alma são tratadas juntamente com o corpo, a melhora é duradoura e o bem-estar é uma consequência.

Referências

1. Zhuang Y, Xing J, Li J, Zeng B, Liang F. History of acupuncture research. Int Rev Neurobiol. 2013;111:1-23.
2. Faircloth A. Acupuncture: history from the Yellow Emperor to modern anesthesia practice. AANA J. 2015 Aug;83(4):289-95.
3. Rocha SP, De Benedetto MA, Fernandez FH, Gallian DM. A trajetória da introdução e regulamentação da acupuntura no Brasil: memórias de desafios e lutas [The trajectory of the introduction and regulation of acupuncture in Brazil: recollections of the challenges and struggles]. Cien Saude Colet. 2015;20(1):155-64.
4. Rong P, Zhu B, Li Y, et al. Mechanism of acupuncture regulating visceral sensation and mobility. Front Med. 2011;5(2):151-6.
5. Cheng KJ. Neurobiological mechanisms of acupuncture for some common illnesses: a clinician's perspective. J Acupunct Meridian Stud. 2014;7(3):105-14.
6. Chu GX, Li QZ. Zhong Xi Yi Jie He Xue Bao. 2008;6(3):249-52. doi:10.3736/jcim20080305.
7. Gao YT, Pan HW, Wu SB. Zhong Xi Yi Jie He Xue Bao. 2006;4(4):339-42. doi:10.3736/jcim20060404.
8. Frisk J, Källström AC, Wall N, Fredrikson M, Hammar M. Acupuncture improves health-related quality-of-life (HRQoL) and sleep in women with breast cancer and hot flushes. Support Care Cancer. 2012;20(4):715-24. doi:10.1007/s00520-011-1134-8.
9. Wang YL, Li JX, Guo XQ, Fu RY, Guan XJ. Zhongguo Zhen Jiu. 2019;39(12):1269-73. doi:10.13703/j.0255-2930.2019.12.004.
10. Gan TJ, Belani KG, Bergese S, et al. Fourth Consensus Guidelines for the Management of Postoperative Nausea and Vomiting. Anesth Analg. 2020;131(2):411-48. doi:10.1213/ANE.0000000000004833.
11. Kelly RB, Willis J. Acupuncture for pain. Am Fam Physician. 2019;100(2):89-96.
12. Yin C, Buchheit TE, Park JJ. Acupuncture for chronic pain: an update and critical overview. Curr Opin Anaesthesiol. 2017;30(5):583-92. doi:10.1097/ACO.0000000000000501.
13. Deng G, Bao T, Mao JJ. Understanding the benefits of acupuncture treatment for cancer pain management. Oncology (Williston Park). 2018;32(6):310-6.
14. Zhang Y, Lin L, Li H, Hu Y, Tian L. Effects of acupuncture on cancer-related fatigue: a meta-analysis. Support Care Cancer. 2018;26(2):415-25. doi:10.1007/s00520-017-3955-6.
15. Zhi WI, Ingram E, Li SQ, Chen P, Piulson L, Bao T. Acupuncture for bortezomib-induced peripheral neuropathy: not just for pain. Integr Cancer Ther. 2018;17(4):1079-86. doi:10.1177/1534735418788667.
16. Zhou J, Fang L, Wu WY, et al. The effect of acupuncture on chemotherapy-associated gastrointestinal symptoms in gastric cancer. Curr Oncol. 2017;24(1):e1-e5. doi:10.3747/co.24.3296.
17. Mao JJ, Farrar JT, Bruner D, et al. Electroacupuncture for fatigue, sleep, and psychological distress in breast cancer patients with aromatase inhibitor-related arthralgia: a randomized trial. Cancer. 2014;120(23):3744-51. doi:10.1002/cncr.28917.
18. Varejão CDS, Santo FHDE. Laser acupuncture for relieving nausea and vomiting in pediatric patients undergoing chemotherapy: a single-blind randomized clinical trial. J Pediatr Oncol Nurs. 2019;36(1):44-54. doi:10.1177/1043454218810140.

Hipnose: Ferramenta Eficaz como Terapia Integrativa no Tratamento da Dor

Fábio Puentes

"Nenhum homem é teu amigo ou teu inimigo.
Todos são, de alguma forma, teus instrutores."
Helena Blavatsky

Neste capítulo pretendemos, com base na abundante literatura científica que existe sobre esse tema, e em nossa própria experiência, com mais de 25 anos no Departamento de Neurocirurgia do Hospital das Clínicas da Faculdade de Medicina da Universidade de São Paulo (HCFMUSP), Grupo de Dor, mostrar a eficácia da hipnose no tratamento da dor. Igualmente, nosso objetivo tem sido despejar luz sobre os aspectos mais questionados que giram ao redor da hipnose:

- O que é hipnose?
- Como funciona a hipnose?
- Que processos podem explicar a efetividade da hipnose na diminuição da dor?
- Quais são os tipos de dor que podem ser tratados mediante o uso da hipnose?
- Como funciona o alívio da dor pela hipnose?
- Quais sugestões são as mais úteis para o tratamento da dor?
- Que tipo de paciente se beneficia mediante a aplicação da hipnose?

A análise dessas questões nos permite concluir que, embora sejam necessárias mais pesquisas nesse campo podemos afirmar que a hipnose se demonstrou eficaz no tratamento da dor.

Desejamos que o crescente acúmulo de dados empíricos sobre a matéria **desterre a imagem errada que tem sofrido a hipnose e lhe permita a entrada nos hospitais e, em geral, em qualquer centro onde se trate a dor**.

Hipnose clínica

Hipnose clínica é a ciência da mente que elucida como a psique se inter-relaciona (interface) com o corpo físico.

É nesse domínio que a hipnose encontra seu nicho de direito como ciência que trata quase exclusivamente com interações entre a mente e o corpo. Por essa razão, a hipnose tem tido uma trajetória histórica fascinante.

Os fenômenos hipnóticos têm sido interpretados de maneiras diferentes, de acordo com a ideologia de cada cultura e com a cor do cristal com que se olha.[1]

Nos **templos gregos do sono**, a hipnose foi vista como um estado de sono que facilitava a comunicação com as divindades.

Na época de **Mesmer**, foi conceituada como uma condição agitada decorrente da absorção de forças cósmicas.[2]

Fenômenos hipnóticos não são facilmente mensuráveis ou aprendidos de formas quantificáveis. Eles não são colônias bacterianas que se podem contar em uma placa de ágar, nem fenômenos capazes de uma delimitação exata, como seria um ritmo cardíaco.

Em certa medida, esses fenômenos podem ser medidos por meio de qualquer um dos muitos testes psicológicos de aferição de sugestionabilidade (escala de Waterloo-Stanford, adaptada por nós), suscetibilidade hipnótica ou aptidão para imagens. Os testes podem ser ministrados antes ou depois da hipnose.[2]

Também podem centrar-se os parâmetros fisiológicos expressados com base no eletroencefalograma ou no metabolismo das vias cerebrais.

Como, por que e onde funciona?

Analogia de como funciona nossa organização neural

Para termos uma concepção mais moderna do funcionamento da hipnose, vamos usar a **analogia do computador**.[3]

O computador tem duas partes: o *hardware*, a parte rígida, onde estão os dispositivos físicos, equivale ao *cérebro,* onde trabalham os neurologistas, neurocirurgiões e psiquiatras; e o *software,* todo o conjunto intangível de dados e programas, corresponde à *mente,* onde estão as ideias, imagens, nossos comportamentos, além dos "vírus": "não posso...", "está difícil...", "não consigo...".

O cérebro é inteligente: controla toda nossa fisiologia

A mente mente. E é simbólica. Programa-se com imagens. Aqui está a percepção de que temos que enganar, mudar, para conseguir uma modulação sensorial da dor e, assim, liberar endorfinas.

Hipnose: é um tipo de sono

Temos três tipos de estados de consciência:

1. **Acordado:** executando ações.
2. **Dormindo:** sono e sonhar.
3. **Transe:** desperto com os olhos fechados.

Sonhando de olhos abertos

Trata-se de um estado alterado, modificado ou ampliado de consciência.

Sob hipnose, as células nervosas em rede deixam de se comunicar umas com as outras. As ações e o consciente (mente crítica) não ficam mais vinculados. Isso permite que a pessoa, inconscientemente, seja guiada por outra.[4]

Os estímulos são processados de forma diferente e não são percebidos como dor (modulação sensorial da dor).

Que processos podem explicar a efetividade da hipnose na diminuição da dor?

Pierre Rainville, professor da Universidade de Montreal, foi o primeiro a investigar a relação entre hipnose e dor, graças às técnicas de tomografia computadorizada. Tem sido demonstrado que um estímulo da mesma intensidade física, julgado doloroso por sujeitos em estado normal de vigília, é indolor quando esses mesmos indivíduos estão hipnotizados, por evocar modificações de atividades no córtex cingulado anterior, uma região medial do córtex pré-frontal.[5] Essa região é conhecida pela participação, entre outras, na matriz da dor, um conjunto de regiões do cérebro cuja atividade aumenta em uma atividade dolorosa. É a região que tem a maior concentração de neurônios dopaminérgicos, o que explica sua eficácia quando ativada. Esse estudo tem recebido inúmeras confirmações experimentais.[1,2]

Stuart Derbyshire e sua equipe, entretanto, têm usado sugestões hipnóticas de hiperalgesia para comparar as atividades cerebrais evocadas por uma dor imaginária e uma dor induzida sob hipnose. Concluem que a sensação subjetiva de dor e a sensação desagradável que está associada são refletidas na atividade do córtex cingulado anterior.[3]

Esse estudo fornece um argumento claro para a veracidade de induzir uma dor sem qualquer estimulação física sem que seja imaginado ou imaginário. A conclusão deve sensibilizar os profissionais da área da saúde para rever sua decisão sobre algumas dores que eram qualificadas, até agora, como fictícias. O estudo foi enriquecido, entre outros, por um trabalho finlandês conduzido por Tuukka Raij e publicado em 2005.[4]

Hofbauer fez uma experiência com transtorno de personalidade esquizoide, publicado em 2001, com uma sugestão que leva à sensação dolorosa e não sobre a natureza desagradável dessa sensação, como ocorreu no caso do estudo de Rainville. Ele mostrou uma modulação da atividade no córtex somatossensorial e não no córtex cingulado anterior, destacando assim a importância da sugestão.[6]

Nossas pesquisas

Pesquisa com QST (*teste medidor da qualidade sensorial*): na Universidade São Paulo (ICB USP), Laboratório de Neuromodulação da Dor, dirigido pela Dra. Camila Dale:

- **Resultado:** a hipnose clínica modifica a **percepção exteroceptiva avaliada pelo QST em indivíduos saudáveis** (filamentos de Von Frey e parâmetros térmicos).
- **Metodologia:** estudo **randomizado** em pessoas saudáveis.
- Demonstrou que, assim como se pode **instalar** uma dor (em pessoas saudáveis), **pode-se tirá-la**.[7]

Pesquisa com índice BIS x Spectral:

- No Hospital Estadual Mário Covas (Santo André, SP), a equipe de anestesistas dirigida pelo Dr. Yuri Louro de Abreu usa a **profundidade da anestesia hipnótica,** com índice BiSpectral, processado por eletroencefalograma.

- Com pacientes do ambulatório, sem nenhuma preparação prévia com hipnose, atingindo 62 em uma escala que vai de 100 em vigília a 40 em coma induzido.

Conclusões

- Sob hipnose, as células nervosas em rede **deixam de se comunicar** umas com as outras.
- Ações e consciente (mente crítica) **não estão mais vinculados**. Desliga-se ou minimiza-se o consciente (mente crítica, que **deduz**), enquanto a consciência (que **induz**) se mantém intacta.
- Isso permite que o sujeito seja **mais facilmente** guiado por outro.
- Os estímulos são processados de **forma diferente** (percepção) e não são percebidos como dor **(modulação sensorial da dor)**.[8,9]

Referências

1. Rainville P. Université Montreal. Le cerveau sous hypnose. Forum. 2003 Jan 27;37(18).
2. Rainville P, Duncan GH, Price DD, Carrier B, Bushnell MC. Pain affect encoded in human anterior cingulate but not somatosensory cortex. Science. 1997 Aug 15;CCLXXVII(5328).
3. Derbyshire SW, Whalley MG, Stenger VA, Oakley DA. Cerebral activation during hypnotically induced and imagined pain. Neuroimage. 2004. 23(1):392-401.
4. Raij TT, Numminen J, Närvänen S, Hiltunen J, Hari R. Brain correlates of subjective reality of physically and psychologically induced pain. Proc Natl Acad Sci U S A. 2005 Feb;102(6):2147-51.
5. Hofbauer RK, Rainville P, Duncan GH, Bushnell MC. Cortical representation of the sensory dimension of pain. J Neurophysiol. 2001 Jul;86(1):402-11.
6. Montgomery GH, DuHamel KN, Redd WH. A metanalysis of hypnotically induced analgesia: how effective is hypnosis. Int J Clin Exp Hypn. 2000; 48:138-53.
7. Melzack R et al. The challenge of pain. London: Penguin Books; 1982.
8. Melzack R. Phantom limbs and the concept of a neuromatrix. Trends Neurosci. 1990;13:88-92.
9. Puentes F. Auto-hipnose, manual do usuário. Edit. CenUn, 1996.

10.1 Quais São os Tipos de Dor Que se Podem Tratar mediante o Uso da Hipnose?

A hipnose é programada na mente, que é simbólica. Modifica a percepção dos sintomas.

Como funciona nossa organização neural? Igual a um computador. Duas partes: o *hardware*, a parte rígida (CÉREBRO), onde trabalham médicos, fisioterapeutas, dentro do conceito do POR QUÊ; e o *software*, que é a parte intangível (MENTE), onde trabalha a hipnose com o conceito de COMO.

A hipnose se manifesta (segundo estudos feitos com RMf) no *giro anterior do cíngulo,* onde está a maior concentração de neurônios dopaminérgicos. Por esse motivo a analgesia hipnótica funciona para todo e qualquer tipo de dor. Algumas dores, incluindo as crônicas e de grande intensidade, são aliviadas desde o início dos trabalhos, com hipnose e auto-hipnose. O mais comum é que se note uma mudança positiva já nas primeiras sessões. Em outros casos, serão notados resultados ótimos após algumas sessões de uso e prática da hipnose. Algumas pessoas experimentam o alívio de forma imediata. Outras sentem os resultados positivos depois de várias horas de sua primeira sessão.

O sucesso depende muito das pessoas, origem, tempo e causas da dor, disciplina no treino e até mesmo da capacidade e habilidade do operador (hipnólogo).

Quando se afirma que a dor pode diminuir ou mesmo ser eliminada por meio da hipnose, a que tipo de dor se faz referência? Refere-se tanto à dor aguda como à dor crônica. Existe numerosa quantidade de estudos, mas queremos ressaltar aqui a pesquisa de Montgomery, DuHamel e Redd. Nesse trabalho, foi feita uma metanálise com 18 artigos científicos, com análise de 933 participantes apresentando dores de variados tipos, tanto dor aguda (*cold pressor test*, procedimentos radiológicos etc.) como dor crônica (oncológico, enxaquecas, fibromialgia, dor lombar, pélvica etc.). Os resultados indicaram que a hipnose aliviou a dor em 75% dos sujeitos.[1]

Outra dor que se trata, com excelentes resultados, usando as técnicas de hipnose é a "**dor fantasma** das extremidades" e até de órgãos "fantasmas".

Essas sensações dolorosas podem ser "reais" e intensas como se o estímulo proviesse de uma lesão. E com hipnose trabalha-se a mente do paciente, enviando sugestões de analgesia ou movimento, ao lugar do membro ou órgão amputado como se ele estivesse ainda ali.[1]

As dores da "alma"

Assim como a **dor pode provocar emoções**, as **emoções são capazes de promover a dor**. E é nesses casos que a hipnose demonstra seus resultados muito satisfatórios.

Como funciona o alívio da dor pela hipnose?

Talvez seja possível separar as diferentes "regiões intérpretes", e isso é o que acontece durante a hipnose.

Os Drs. Melzack e Wall descrevem os efeitos da hipnose na dor: "A hipnose muda a forma de sentir a dor. Pode-se desconectar a região intérprete que sente o horrível, o desagradável da dor, mas pode-se continuar percebendo o local onde está, sem sentir a moléstia". Aqui aparece uma nova teoria, a da "**neuromatrix da dor**", na qual já não se fala da **teoria das portas**, como se fosse um USB. Ao ser instalado, não é necessário "desligar e ligar novamente o computador".[2]

Existem muitas técnicas que usamos durante nossas sessões com hipnose para conseguir essa separação entre a sensação e os sentimentos de desconforto e moléstia. As mais usadas são o **desvio de atenção**, com atividades **ideossensoriais** e **ideomotoras**, e o trabalho com imagens. É muito importante o uso da simbologia na hipnose, já que nossa mente se programa com imagens; ela não entende palavras, pois a mente é simbólica. Para a mente as palavras são subjetivas. Utilizar imagens equivale a instalar "ícones" na tela do computador, e se acessa mais rápida e eficazmente a liberação das endorfinas de forma natural. Outro dado importante é que essas imagens devem ter um **referencial**, uma experiência ou interpretação na memória do sujeito. E deve-se empregar uma **linguagem** que seja usada no dia a dia do paciente. Por exemplo, em um paciente com diagnóstico de *bursite*, procuramos saber **como** o paciente interpreta e sente "isso", não **por quê**. Se o paciente, por exemplo, manifesta a sensação como se fosse um "cachorro" (**forma**), dobermann (**tamanho**), negro (**cor**), que está mordendo seu ombro. (*Você, estimado leitor, que* *valor dá a essa sensação de 1 a 10?*) Sob hipnose, modifica-se primeiro a **cor**: um *cachorro dobermann, cor-de-ROSA, mordendo seu ombro.* A mente (*software*, onde estão os *vírus*) informa que cor-de-ROSA é menos agressivo que NEGRO. (*Leitor, o seu valor continua igual ao do início?*) Segundo passo, mexe-se no **tamanho**: "cachorro" POODLE, cor-de-rosa. Terceiro, muda-se a **forma** (como o cachorro não se pode mudar, forma original, deixa-se um cachorro de PELÚCIA passando a língua no local). Essa programação mental faz liberar *endorfinas.*

Discussão

Nossa experiência aponta que a sugestionabilidade dos sujeitos não é uma característica estática, senão que se pode modificar. A sugestionabilidade depende de como "se vende o produto", de acordo com as crenças, costumes, educação etc. do paciente. Entre os processos que explicam a eficácia da hipnose temos: diminuição da ansiedade, uso das crenças e mudança de foco da atenção.

Embora exista um acordo geral sobre os fenômenos psicológicos e fisiológicos provocados por meio da hipnose, existem muitas controvérsias sobre os mecanismos pelos quais eles acontecem. No entanto, o **fator de complexidade** na hipnose reside no fato de que suas manifestações tendem a ser subjetivas, tanto quanto objetivas, expressando-se no contexto global da pessoa.[2]

O que é hipnose?

Hipnose é "estado semelhante ao sono, gerado por um processo de indução, no qual o indivíduo fica muito suscetível à sugestão do hipnotizador" (*Dicionário Houaiss da língua portuguesa*).

Nossa definição, para o propósito deste estudo: hipnose é definida *como* "uma série de procedimentos que permitem maximizar certas habilidades preexistentes em indivíduos". Ou "por hipnose queremos dizer um ou mais modos específicos de pensamento, induzidos por si mesmos (auto-hipnose) (neste caso eles devem ser intencionais no sentido de ter este objetivo) ou por outra pessoa".

A hipnose é um estado **semelhante ao sono,** um estado modificado de consciência.

Temos três tipos de estados de consciência:

1. **Acordado:** execução de ações.
2. **Dormindo:** dormir e sonhar.
3. **Transe:** acordado de olhos fechados, ou sonhando de olhos abertos.

O que antigamente se tinha como um espetáculo teatral mudou, e agora se tem a hipnose como um estado neurológico especial. Nele, o cérebro focaria a atenção no assunto sugerido pelo hipnotizador, sem dar importância a outras informações registradas naquele momento. Assim, tudo continuaria não passando de uma ilusão. Mas com uma enorme diferença: o cérebro-mente é que seria iludido, sentindo e vivenciando de fato o que o hipnotizador lhe sugerisse. Na atualidade, é possível até ver o cérebro sendo enganado.

O advento de técnicas de escaneamento cerebrais como ressonância magnética funcional (fMRI), tomografia por emissão de pósitrons (PET) e tomografia por emissão de fóton único (SPECT) tem permitido um melhor conhecimento dos fatos que cercam esse fenômeno, como a obtenção de imagens do funcionamento do cérebro nessas condições particulares.

Durante a hipnose, o cérebro passa a ignorar os sinais enviados pelo sistema límbico – que controla as sensações de dor, medo, fome e prazer. Isso se comprovou por meio do uso do eletroencefalograma. No transe hipnótico o sistema límbico fica desligado.

Dor física e emocional

A dor, suas origens e cúmplices

A dor é uma sensação física que determina sofrimento corporal e angústia. Ao considerar o impacto da dor e sua intensidade, devemos observar outros **quatro fatores**:

- **as emoções**;
- **as experiências prévias** ou associações com a dor;
- **as características**; e
- **a percepção** do que a dor significa para o paciente.

Cada fator merece uma breve análise.

– *As emoções*

Quando se experimenta a dor como consequência de uma doença ou de um estado crônico, chega-se ao patamar em que a ansiedade e a dor são inseparáveis. Dependendo de sua situação particular, a ansiedade pode ser mais aguda que a dor. Os que sofrem de dor crônica geralmente são vítimas de um ciclo sem fim de sintomas emocionais e físicos: ansiedade, depressão, perda de apetite, cansaço extremo e insônia. A dor contínua perpetua o ciclo e deixa como resultado um esgotamento total e sequelas. Assim como a dor pode provocar emoções, as emoções são capazes de promover a dor. Às vezes a dor pode nos impedir de continuar nossa atividade, pode levar a agressividade e hostilidade.

A dor também se vincula com a culpa, devido a uma conduta atual ou como consequência de um problema profundamente arraigado no passado.

Não obstante, é importante destacar que as origens psicológicas não estão associadas à maioria das vítimas da dor.

– *As experiências ou associações prévias com a dor*

As pessoas reagem ante a dor de acordo com as formas gerais estabelecidas na infância, ou determinadas pela tradição étnica. Há grupos étnicos com predisposição **a respostas mais abertas ante a dor** (*germânico-nipônico*: **alto**; *latino-judeu*: **baixo**). Com pacientes de etnia nipônica e germânica a abordagem da dor se faz por meio do estímulo à honra e ao amor-próprio. Totalmente ao contrário com pacientes judeus ou latinos, tratados por meio de carícias e tom de voz maternal e protetor.

É possível "adquirir" uma fobia observando o medo de outra pessoa e adquirir uma resposta à dor copiando o comportamento de outra pessoa. Quando a dor está associada a alguma coisa agradável, o resultado será menos agudo do que quando vinculada a uma consequência negativa. Nos partos, por exemplo, se a parturiente é filha única, porque sua mãe sentiu muita dor, ela vai sofrer, seguramente. Assimilará a experiência, a vivência familiar.[3]

– *As características*

Algumas características pessoais podem contribuir para determinar a sensibilidade de um paciente à dor. Por exemplo: **baixa motivação, autoimagem pobre, falta de orgulho e dependência dos outros**. Esses fatores têm como elemento comum o **controle diminuído**.

A **falta de motivação** indica passividade, ou seja, ausência de controle sobre o tempo e a energia. No segundo fator, **autoimagem pobre**, a pessoa fica vulnerável à percepção de si mesma, e pessoas vulneráveis não exercem controle. A **falta de orgulho e dependência dos outros** é uma renúncia ao controle. É provável que a pessoa com várias dessas características tenha uma percepção mais severa da dor do que outra que luta com situações de angústia e assume uma atitude agressiva normal e sadia diante da dor. Nesse caso, o bom uso de metáforas ajuda muito.

– *A percepção do que significa a dor*

Essa percepção não está separada dos outros fatores tratados anteriormente, mas, com o propósito de focar com mais clareza esse elemento tão influente, vamos isolá-lo.

O que a dor pode significar para a pessoa relaciona-se muito com o modo como ela é percebida. Nas lesões de guerra, a amputação de um membro como consequência de uma mina terrestre provocava menos dor que uma ferida de tiro em um dedo. Por quê? Porque quem perdia um membro traumaticamente voltava a seu lar, enquanto o outro retornava ao *front* de batalha. O fato de voltar para casa gerava uma expectativa tão boa, que acendia a liberação de **endorfinas**.

Como elementos colaboradores negativos estão os fatores emocionais de estresse, ansiedade e medo. O componente psicológico da dor é extremamente importante. Por isso é que técnicas como a **hipnose** podem ser empregadas com um sucesso substancial nesses casos.[4]

Quais sugestões se usam para controlar a dor?

O procedimento utilizado com hipnose para aliviar as dores **agudas** ou **crônicas** é praticamente o mesmo. A pessoa com **dor aguda** está mais histérica e entra em transe mais rápido (demonstrações feitas por Charcot com pacientes histéricas na Salpetrière indicam isso), o que facilita a entrada do transe.

A diferença está no tipo de sugestões que se dão ao sujeito quando está hipnotizado. Há necessidade de uma boa *anamnese*.

As sugestões podem ser agrupadas em três grandes categorias: visuais, sensoriais e cognitivas.

Sugestão visual

a. **Forma:** tamanho e cor (muda-se a cor, depois o tamanho e, por último, modifica-se a forma, com base num pequeno teste de avaliação de como percebe, nesse momento, a dor comparada com zero, nada e 10, a máxima dor já sentida).
b. **Controle de volume:** usa-se a imaginação como se se pudesse mexer com monitores ou chaves de volume da dor. Sabendo em quanto está nesse momento, manda-se **aumentar** em um grau a intensidade. Conseguido isso, pede-se para descer ao valor anterior, depois descer mais um e assim por diante

até sumir. Aumentar é bem mais fácil que diminuir; observa-se a mímica do paciente nesse momento e se pede para realizar o contrário. Em hipnose **o óbvio dá certo**.

c. **Símbolos:** pede-se para desenhar a imagem correspondente à maior dor sentida até o momento e vai-se modificando a imagem. Por exemplo, se a imagem fosse uma estrela de cinco pontas, as pontas seriam desgastadas para chegar à forma de *ameba*, até chegar a um desenho parecido com um círculo. Ensina-se a fazer isso sob técnicas de auto-hipnose.

Sugestão sensorial

a. **Luva anestésica:** sob hipnose, imagina-se colocar uma luva de látex embebida numa substância anestésica e passa-se sobre o local da dor (ouça o áudio). Ideal para **fibromialgias**.
b. **Deslocamento ou migração do local:** sob hipnose, vai-se transferindo a sensação a outros locais, até deixá-la em um local de fácil saída ou isento de dor. Por exemplo, dor no ombro passa ao cotovelo, ao punho, aos dedos, por último à unha, aí se lixa a unha e a dor sai. Ou a dor de cabeça passa ao crânio e daí ao cabelo. Ao ser lavado, a dor desaparece.
c. **Substituição de sensações:** substituem-se sensações por outras menos negativas ou se modifica o grau de intensidade, usando imagens (calor, pressão, vibrações, pulsações, batidas etc.).

Sugestões cognitivas

a. **Distrações:** sugere-se fazer outras tarefas mentais (viagens, declamar poemas, praticar esportes radicais, pintar, esculpir, viver um filme).
b. **Treinando:** novas estratégias se visualizam conseguindo objetivos, momentos positivos, emoções poderosas. "Sucesso já acontecido." Veja o objetivo e... dê um passo à frente.
c. **Dissociação:** sugestões ideais; no caso de permanecer inativo, imagina-se em outra situação, tempo, local, como outra pessoa.

Conclusão

A hipnose pode oferecer **uma redução significativa na percepção da dor**, sem qualquer efeito sobre aspectos não dolorosos da percepção do sujeito.

É, por isso, mais efetiva em alterar a percepção na dor aguda.

As formas como a hipnose pode reduzir a sensibilidade de um paciente aos estímulos dolorosos em um nível de atividade neuronal ainda **não têm sido bem compreendidas**. Existe, sim, liberação de endorfinas, por meio da interpretação ou percepção. O **cérebro** é inteligente, regula toda a nossa fisiologia. A **mente** mente e pode ser facilmente enganada por meio da percepção.

A hipnose diminui a dor, mas não o sofrimento. Nossa experiência nos diz que a sugestionabilidade das pessoas não é uma característica estática, mas **se pode modificar, modular, alterar**.

A sugestionabilidade depende de como "se vende o produto", de acordo com as crenças, idade, linguajar, costumes, educação, cultura e referenciais do paciente.

Entre os processos que explicam a eficácia da hipnose, temos: diminuição da ansiedade, uso das crenças e mudança do foco de atenção.

O grande **segredo** é que não há segredo, simplesmente o uso de sutis **habilidades**.

A **hipnose** é uma ferramenta maravilhosa, mas... **não é tudo**. Associada a outros métodos, torna-se **mais poderosa e eficaz**.

Importante: todas as medidas de controle de qualquer dor, sintoma ou sensação deverão ser adotadas somente depois do diagnóstico de um profissional, para evitar mascarar uma doença.

Seguem os QR Codes que dão acesso a dois áudios hipnóticos. O primeiro áudio foi gravado para ajudar pessoas que sofrem de insônia. O segundo foi elaborado para ajudar pessoas portadoras de dores crônicas a suportarem o seu problema. Recomendo que os áudios sejam ouvidos em ambiente calmo, aconchegante e silencioso, com o uso de fones de ouvido, pois, assim, serão mais efetivos.

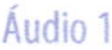

Áudio 1

Áudio 2

Referências

1. Forrest D. Mesmer. International Journal of Clinical and Experimental Hypnosis. 2002;50(4):295-308. doi:10.1080/00207140208410106
2. Moffa PJ, Sanches PCR. O eletrocardiograma normal. In: Tranchesi. Eletrocardiograma: normal e patológico. São Paulo: Roca; 2001.
3. Carlson LE, Toivonen K, cFlynn M, Deleemans J, Piedalue KA, Tolsdorf E, et al. The role of hypnosis in cancer care. Curr Oncol Rep. 2018 Nov 13;20(12):93. doi:10.1007/s11912-018-0739-1. PMID: 30421307.
4. Chen PY, Liu YM, Chen ML. The effect of hypnosis on anxiety in patients with cancer: a meta--analysis. Worldviews Evid Based Nurs. 2017 Jun;14(3):223-36. doi:10.1111/wvn.12215. Epub 2017 Mar 7. PMID: 28267893.

Capítulo 11

A Meditação e Sua Aplicação aos Pacientes com Doenças Crônicas

Elias Khadira

"Não nos atrevemos a muitas coisas não porque elas sejam difíceis; elas são difíceis porque não nos atrevemos a fazê-las."
Sêneca

Um pouco da minha história com a meditação

Em 1975, iniciei um processo de mudança alimentar por meio da macrobiótica e naturalmente de visão de mundo. Na Associação Macrobiótica de Recife, entrei em contato com o zen e com livros de autores como D. T. Suzuki, Allan Whats e também com a poesia da geração *Beat*; todos esses conhecimentos apontavam para um único caminho: a meditação.

Comecei a praticar zazen ou, como é conhecida em português, meditação zen. No meu processo pessoal, foi altamente curativa a pragmática niilista do zen.

Em 1979, obtive os primeiros contatos com o trabalho do mestre Osho. Participei, em Recife, da organização dos primeiros grupos de crescimento, nome dado a grupos terapêuticos ministrados por *sannyasins* do Osho que uniam técnicas terapêuticas com técnicas de meditação ativas criadas ou compiladas pelo Osho. Participando dos trabalhos terapêuticos, percebi os benefícios das técnicas ativas de meditação. Logo me tornei, além de produtor de grupos de crescimento em capitais do Nordeste, assistente do psicoterapeuta Sw. Deva Prashanto (Aron Abend).

Em 1982, recebi *sannyas* (iniciação) do mestre Osho, recebendo o nome Sw. Deva Khadira. Entre 1982 e 1983, residi na comunidade neo Sannyas Bodhi Sattva, em Itapevi, São Paulo, um profundo mergulho em terapias, vivência comunitária e meditação. Em 1984 participei, junto com Ma Amano Uira, Sw. Anand Ghiandass e Anand Surya, da criação de uma comunidade urbana que segue as orientações psicoterapêuticas e meditativas do Osho.

Em 1988, unindo as experiências teatral e de técnicas ativas de meditação, coordenei os laboratórios para atores do grupo de teatro amador Essência Primitiva, no município mineiro de Conceição dos Ouros. Os resultados, tanto no caráter pessoal quanto na atuação, foram surpreendentes.

No ano de 2002, ingressei na equipe terapêutica do Ponto de Luz – Centro de Realização do Ser, onde tenho a oportunidade de desenvolver trabalhos ancorados na prática da meditação. Em 2006, viajei à Índia e realizei uma imersão no *ashram* do mestre Osho. Além de participar da grade de meditações diárias, fui convidado a participar da banda musical do *ashram* como percussionista e também fui terapeuta assistente em um grupo terapêutico de prática de tantra ministrado pelo psicoterapeuta Anand Goloka. Em 2007, em Maputo, Moçambique, na África Austral, coordenei um grupo semanal de meditação que utilizava técnicas ativas de meditação do Osho, experiência marcante que aconteceu no centro terapêutico Nature Spirit. De 2010 a 2012, fui coordenador do Núcleo de Terapia do Instituto Caravanserai, em São Paulo, capital, com atuações terapêuticas no meio corporativo.

Após anos coordenando grupos de meditação semanais, em 2013 criei o programa Inserindo a Meditação no Cotidiano, que consiste em atendimentos individuais com duração de 1 hora que acontecem semanal ou quinzenalmente. Nesse formato é possível maior aprofundamento no processo meditativo do paciente.

Nesses últimos anos tenho realizado, pelo Ponto de Luz, campos de meditação que acontecem periodicamente, aliando o ambiente propício que é o Ponto de Luz a momentos de partilha sobre o processo de cada participante.

O que é meditação?

Um sábio convite ao auxílio do seu tratamento de saúde!

Meditar é desfrutar do presente. O passado já se foi, o futuro ainda não veio, na verdade é só uma possibilidade. Esse estado de presença é o nosso estado natural, nascemos com ele. Quando você observa um ser humano recém-nascido com fome, chorando, sua sensação é de uma urgência profunda, inadiável, e não é exagero dizer de vida e morte. Não adianta a mãe dizer: "Espere só 3 minutos". Só existe o presente. Assim também, quando a mãe o sacia com essa fonte inigualável de vida que é o leite materno, o seu prazer é total. Uma experiência de eternidade.

Os efeitos benéficos da meditação nos últimos 40 anos têm sido estudados com afinco pela ciência, e comprovações têm sido constatadas.

Para auxiliar a melhor compreensão sobre esse assunto deixo aqui uma descrição dada por pesquisadores: "A meditação é um procedimento que se utiliza de alguma técnica específica (claramente definida), envolvendo estado alterado de consciência com relaxamento muscular em algum ponto do processo e relaxamento da lógica; é um estado necessariamente autoinduzido, utilizando um artifício de autofocalização (denominado de âncora) e valorizando a autopercepção não sensorial."[1]

Devido a questões culturais, a mente ocidental tem uma visão segundo a qual meditar é refletir sobre algo ou um texto literário, científico ou religioso, mas não é sobre isso que estamos lidando. Talvez traga mais clareza observar a visão que a antiga cultura indiana nos apresenta. Em sânscrito milenar, língua que influenciou várias línguas modernas, meditação é *dhiana*, que significa silenciar o diálogo interno. Outro exemplo vindo de outra antiga cultura, árabe, chama-se *dhirk*, que significa lembrança.

Alguns preconceitos e visões equivocadas afastam as pessoas de usufruir dos efeitos benéficos da meditação. Vamos a eles:

- **Meditação** é algo ligado a uma religião oriental, que contraria as minhas crenças (teístas ou ateístas).
  É verdade que na essência de todo movimento espiritual, seja da cultura ocidental ou oriental, está a meditação, mas ela em si, como bem comprova a ciência, é acessível a todos independentemente de cultura, credo ou etnia.

Mesmo porque o ato de praticar a meditação é o mais eficaz destruidor de crenças limitantes em nossa vida.

- **Meditar** é parar os pensamentos na mente, deixando-a vazia. Esse é um conceito superficial e equivocado, cúmplice das crenças limitantes sobre a meditação. Bem, é necessário, para que tenhamos êxito em nossa jornada pela meditação, que a mente não seja uma antagonista desta, muito menos uma inimiga do nosso processo de estarmos presentes. Costumo dizer que a mente é uma ótima serva, mas uma péssima mestra. Quando o senhor (consciência) está em casa, a mente estará realizando de forma natural e eficaz suas aptidões tão necessárias e úteis ao ser humano.

Criamos uma civilização com essa ferramenta ímpar, mas ela tem suas limitações naturais. A mente é alimentada pelo passado, nossa memória é um aspecto precioso da mente, mas convido à reflexão de que o passado já se foi. Quando olhamos com verdadeira sobriedade para esse fato, podemos constatar que muitas vezes vimos pessoas ou situações com olhos velhos. O hábito salutar da meditação nos permite encarar as pessoas ou situações com olhos novos, isto sem esquecer as lições do passado que retemos na memória.

Visto isso, podemos seguir percebendo que existe certa confusão entre técnicas de meditação e a meditação em si. Temos inúmeras técnicas, tanto antigas, provenientes de diversas culturas, quanto oriundas de pesquisas contemporâneas sobre o cultivo desse estado de presença. Isso nos dá nos dias hoje uma grande oportunidade de escolha, pois podemos experimentar com quais delas temos empatia e fluímos em relaxamento.

Podemos classificar as técnicas de meditação em dois grandes grupos: técnicas passivas, nas quais o corpo ficará em repouso, e ativas, em que acontece movimento corporal. É consenso que a psique ocidental tem certa dificuldade em realizar técnicas passivas, principalmente na fase inicial com o processo meditativo; longe de ser algo taxativo, é uma tendência.

Segundo um antigo conto taoísta, em uma região montanhosa vivia, em uma propriedade rural, um sábio taoísta com sua família. Seus vizinhos o achavam estranho, mas recorriam a ele quando se deparavam com alguma questão existencial ou acordavam pela manhã impactados por um sonho "sem pé nem cabeça". Quem melhor do que aquele velho louco para auxiliar nessa hora? Os conselhos dele tocavam o coração por certo por alguns instantes, mas, assim como o orvalho evapora após o sol alcançar certa altura no céu, a sensação sucumbia diante das solicitações práticas do cotidiano.

Em um dia de outono, quando o velho sábio acordou e abriu a porta de sua casa, teve uma bela visão à sua frente: um cavalo branco cavalgava livre e pleno de energia vital em sua terra, o cavalo mais bonito que ele já tinha visto em sua longa vida. Os vizinhos, quando viram o belo animal solto na propriedade do sábio, disseram: "Que sorte a sua! Você agora é dono de um cavalo muito valioso, pode vendê-lo e terá um bom lucro". O mestre taoísta respondeu, com serenidade: "É verdade que o cavalo está aqui no meu sítio, mas não é verdade que seja meu. Ele está livre e pode pastar aqui quanto quiser, pode seguir o seu caminho quando desejar".

Assim, depois de alguns dias o cavalo branco se foi tão repentinamente quanto veio, e os vizinhos comentaram com o sábio: "Que azar, o seu belo cavalo se foi e com ele a sua oportunidade de obter um bom lucro". Em sua taoísta paciência, o sábio respondeu: "É verdade que ele se foi, mas ele nunca me pertenceu e eu não pretendia obter lucro algum com ele".

Após alguns dias, quando estava em seus afazeres no campo, o velho sábio ouviu um som se aproximando rapidamente. Para seu encantamento, ele observou a chegada do cavalo branco que o havia visitado dias antes, mas o animal não estava só; viera acompanhado de uns seis cavalos de várias cores, tão robustos e belos quanto ele.

Maravilhados com esse inesperado acontecimento, os vizinhos vieram apressados e excitados, cercaram o sábio e foram falando, todos praticamente ao mesmo tempo: "Que sagaz! O senhor deixou o cavalo branco livre para ele trazer toda a manada para sua propriedade!". O mestre taoísta respirou profundamente e, com suavidade, respondeu: "É verdade que outros cavalos vieram junto com o cavalo branco que retornou, mas não é verdade que fiz algo premeditado para ele retornar com outros animais; eles são livres para ficar o tempo que quiserem. Não sou dono deles".

O taoísmo é uma antiga filosofia chinesa que nos convida a aprender por meio da contemplação da natureza e do equilíbrio entre aspectos opostos complementares como fogo e água, masculino e feminino, luz e sombra etc.

A inserção desse conto procura criar uma reflexão: temos dois hemisférios cerebrais: o esquerdo cuida do racional, pensamento linear, competência comunicativa. O direito é responsável pelo pensamento simbólico, a música, a poesia. A ciência diz que em torno de 98% da humanidade tem o hemisfério esquerdo como predominante; a prática de ler contos, mitos e atividades artísticas são algumas das sugestões para obter o equilíbrio entre esses hemisférios. Aliás, a meditação é fundamental nesse processo.

"Devemos crer não que as coisas têm significado no acontecimento, mas sim que acontecem porque devem ter um significado."
Sêneca

Utilizar no cotidiano esse método cria a possibilidade de auxiliar no restabelecimento da sua saúde, claro, com o devido acompanhamento médico no tratamento indicado.

Minha experiência pessoal nestes anos como meditador e a minha prática desde 1990 trabalhando com diversas técnicas terapêuticas, tendo oportunidade de atuar profissionalmente no Brasil, na Índia e em Moçambique, confirma que existe algo realmente poderoso quando estamos vivendo o presente, o aqui e o agora. Podemos viver verdadeiros milagres em nossa vida quando não queremos controlar o fluxo inexorável da vida, que sempre acha seu caminho. O saudável hábito de meditar foi curativo para mim e observo como auxilia o processo de restituição da saúde nos inúmeros pacientes que passaram por mim nesses anos.

Aliás, para melhor aproveitamento deste capítulo, que visa a ajudar você a empregar a meditação no cotidiano, vamos definir alguns conceitos básicos e sugerir dicas para seus primeiros passos nesse caminho de autopercepção.

- A natureza é uma só, não existe dicotomia, uma natureza interna e outra externa. Somos natureza, temos em nosso corpo físico praticamente toda a tabela periódica, e esses elementos foram forjados no núcleo de estrelas. Sim, há um poder de cura quando não só pensamos sobre isso, mas vivemos isso.
- A palavra cura merece e precisa de um espaço para ser compreendida dentro do nosso objetivo. Sinto que a cura pode vir de inúmeras formas, tão variadas quanto tipos humanos temos neste planeta. Uma palavra, um sorriso, um raio de sol, um banho de chuva. Professores, médicos, guias, terapeutas são todos curadores. Hermes Trismegisto, filósofo da Grécia antiga, deixou-nos essa máxima: a cura é a mudança positiva de energia. Essa é uma lei básica da natureza, tudo vibra.

Lembro-me de que, quando eu era criança, tínhamos um médico de família e várias vezes ocorreu o seguinte fato: encontrando-me doente, com a simples presença do médico diante de mim e me examinando, sem a administração de qualquer medicamento, eu me reestabelecia, retornando a um estado saudável.

Sinto que, nesses últimos 60 anos, o ser humano entregou seu poder de autocura a terceiros, a perda da noção da nossa responsabilidade sobre a manutenção da saúde e mesmo um olhar lúcido sobre quais hábitos criam uma situação favorável ao nosso estado saudável. Creio que uma das situações em que nos sentimos inseguros, e por que não dizer impotentes, ocorra quando necessitamos interagir por conta de problemas pessoais com o médico. Hoje temos recursos científicos que propiciam condições para combater com eficácia inúmeras doenças, mas observo que os tratamentos são mais efetivos e apresentam melhor recuperação e, consequentemente, o restabelecimento do estado saudável naqueles indivíduos que assumiram a responsabilidade sobre sua vida, aliada aos tratamentos médicos necessários.

A decisão de inserir a meditação em nosso cotidiano é, sem qualquer exagero, a decisão amorosa e de autocuidado que você pode tomar; não digo que será fácil olhar para certos aspectos que virão à tona das profundezas do seu inconsciente, mas indubitavelmente esse convite que o processo meditativo fará, se aceito, será transformador. Nesse convite, cedo ou tarde, virá a solicitação de autoperdão, para que possamos perdoar pessoas e situações passadas. O contrário do perdão é o ressentimento. Estar nesse estado em que se está vinculado a um pior aspecto seja de nós mesmos, de alguém ou situação é em si um real empecilho para qualquer processo de restabelecimento do ser saudável.

Muitas vezes o indivíduo se lastima por não ocorrer nada de novo ou não ser merecedor de certas condições mais favoráveis e leves, mas não se apercebe de que, para que isso aconteça, é necessário estar vivendo plenamente o presente sob a ação libertadora do perdão. Hoje existem vários estudos acadêmicos, instituições como Stanford, Hope College, além de várias sociedades médicas brasileiras, como a de cardiologia e a de medicina de família e comunidade, que confirmam sua incontestável contribuição no processo de restauração do estado saudável.[2]

"O perdão chega quando se reconhece que nunca houve nada para perdoar, e sim para compreender."
Bert Hellinger

Já temos o elemento básico para a prática da meditação diária: a observação. Naturalmente observamos o que desejamos, quer sejam pessoas ou acontecimentos. Na meditação utilizaremos essa capacidade para observar processos internos. Sabemos que durante anos, por inconsciência e indolência, delegamos à mente várias atribuições que não necessariamente são do seu escopo, tanto que até nos iludimos pensando que somos a própria mente.

Para iniciar, escolha um local em seu lar em que possa realizar suas meditações. Caso tenha um espaço que possa ser utilizado para essa atividade todos os dias, é o ideal; determinar o mesmo horário para fazê-la também auxilia, assim como seu organismo se acostumou a fazer suas refeições em determinada hora e quando essa hora se aproxima você tem a sensação de fome. Se não for possível, crie os recursos possíveis dentro de suas condições. Mas lembre-se de que já é um trabalho interno constatar quanto você pode usufruir de tempo e espaço para esse autocuidado. Roupas confortáveis e uma cadeira, poltrona ou almofadas, caso queira sentar-se no chão. A posição não é obrigatória; o importante é estar relaxado.

Procure iniciar esse processo se dedicando a meditar 5 a 10 minutos. A mente e o ego querem que você fique meditando durante 1 hora, mas é aconselhável começar com poucos minutos e gradativamente ir ampliando o tempo.

Algumas técnicas de meditação

- **Vipassana:** essa antiga técnica é baseada em um método que Sidarta Gautama, o Buda histórico, utilizava. Ela é ideal para a proposta de gradativamente ir ampliando o tempo que se dedica à meditação.

Nossa respiração nos acompanha desde os primeiros segundos de vida até o nosso último suspiro neste planeta. Ela está totalmente ligada à nossa emoção e se altera com ela. O Vipassana nos convida à observar a respiração como ela se encontra, sem querer mudar nada; a ideia é observar – o que se está observando não é o ponto. Você pode colocar sua atenção na entrada do ar nas narinas ou o movimento do seu abdômen. Entrando em contato com a respiração, você vai descobrir que entre a inspiração e a expiração existem duas pequenas pausas; você terá um significativo benefício quando perceber que só você em todo universo pode ter consciência dessas duas pequenas pausas. Você terá um grande benefício quando constatar que está se permitindo relaxar no que é, seja o que for. Que saiu do fazer para o outro, ou da agorafobia, e constata que aqui e agora está tudo bem.

- **Dança espontânea:** poucas atividades conseguem elevar nossa energia tão rápido quanto dançar. Quando isso acontece de forma **espontânea**, sentindo a música e expressando-se por meio do corpo, é uma bela e eficaz técnica de meditação ativa. Seja a dança, durante 15 minutos entregue-se e saia do controle da mente. Depois, deite-se e observe durante 15 minutos. Não há nada a fazer, nenhum lugar para onde ir.
- **Pare:** essa técnica pode ser utilizada em seu cotidiano desde que esteja em um lugar e situação segura para realizá-la. Experimente parar seus movimentos e palavras, congele e observe. Isso auxiliará a perceber atitudes inconscientes. Uma variante dessa técnica é realizar movimentos e atividades lentamente. A mente tem uma associação grande com o movimento. Quando praticamos essas técnicas, criamos a possibilidade de uma percepção mais lúcida.

Por último, deixo algumas âncoras que auxiliarão em sua experiência meditativa. Observe o corpo; coisas maravilhosas estão acontecendo agora em seu corpo, seu coração está pulsando, ele faz isso há décadas, mas raramente você o aprecia. Você está respirando, sua pele está em contato com as roupas; você está usufruindo dos seus sentidos percebendo aromas, sons, imagens. E tudo isso está acontecendo aqui e agora. Percepções internas do corpo, sons e movimentos peristálticos também nos levam a ficar no presente.

É comum achar que os sons vindos de fora da sala em que se está meditando atrapalham a prática; na verdade os sons auxiliam, pois ocorrem no momento presente. Podemos estar tomados por um pensamento e, quando o som de uma buzina adentra, retornamos nossa atenção para o presente. Meditação não é concentração; ela inclui tudo o que é.

À medida que você aprofunda seu processo na meditação, busque interagir com pessoas que já meditam há muitos anos. A troca de experiências é sempre enriquecedora.

Referências

1. Danucolo MA. Neurofisiologia da meditação. ISBN 85-7655-086-5.
2. Hellinger B. Ordens do amor: um guia para o trabalho das constelações familiares. São Paulo: Cultrix; 2001.

Capítulo 12

O Que Está além da Superfície?

Cesar Augusto Pastori Blanco

"As doenças são o resultado não só dos nossos atos mas também dos nossos pensamentos."
Mahatma Gandhi

Introdução: retrato de um diagnóstico

O diagnóstico da biópsia se confirma. A moça emudece ante as palavras do médico, que a olha com frieza. Tateia com dificuldade a cadeira em que está sentada para encontrar segurança e não cair no abismo de desilusão que se abre logo abaixo de si.

– Você está com um câncer. Teremos que submetê-la a sessões de radioterapia e quimioterapia – repete o médico, como se estivesse cansado de pronunciar essas palavras em sua rotina.

Ela volta a si. A respiração é ofegante. O coração bombeia com violência o sangue, como se anunciasse a deflagração de uma batalha. Um turbilhão de pensamentos, sentimentos e sensações avoa ao redor da paciente. Um *flash* de sua vida passa com indescritível velocidade. Seria o fim? Seria o começo? O telefone começa a vibrar, são os familiares irrequietos que estavam aguardando o prognóstico com avidez. E agora? Deveria ela falar ou seria mais sábio silenciar? *Mas eu devo ser forte!* – pensa a paciente. Se eu cair, todos caem.

Os pensamentos são difusos; do choque repentino e da insensibilidade do médico brota a revolta. Como refletir diante da aspereza das palavras do doutor, que sequer consideraram a minha condição de um ser humano dotado de sentimentos? – questiona-se, tentando encontrar a melhor alternativa.

"Lembre-se de sua fé e de tudo quanto já presenciara em sua religião. Apegar-me-ei ao meu santo protetor", reflete a moça. Os ditos milagres já desfilaram por seu olhar. Haveria de ocorrer com ela? Seria a vontade do Pai Maior?

O seu mundo virou do avesso. Nunca mais seria a mesma. A jornada da cura do câncer abriu-se em sua existência.

O relato acima, em sua singeleza, busca ilustrar, em um átimo, o que potencialmente ocorre com um paciente que recebe o diagnóstico de câncer e é informado de que terá que se submeter a um processo invasivo pelas vias tradicionais a fim de controlar o seu estado clínico.

Nos capítulos a seguir e no próximo artigo, vislumbramos endereçar o seguinte questionamento: teria a espiritualidade e/ou religiosidade papel importante para o tratamento e desenvolvimento terapêutico do câncer?

No sentido de responder a esse questionamento, o leitor encontrará nesta obra o compêndio de entendimentos científicos acerca da eficácia da espiritualidade e religiosidade, narrativas de pessoas que trilharam essa jornada e o relato de um caso real de uma valorosa sobrevivente do câncer, em que se poderá auferir, consoante exposto por Shakespeare, que há mais coisas entre o céu e a terra do que supõe a nossa vã filosofia.

Espiritualidade e religiosidade: significados

Inicialmente cumpre realizar importante distinção entre os termos espiritualidade e religiosidade. Embora haja sobreposição e correlação entre ambos, é equivocado afirmar que são sinônimos, dadas as particularidades que cada qual encerra e o fato de a religião ser uma das possíveis expressões da espiritualidade.[1]

Entende-se que a espiritualidade é intrínseca à natureza humana e deve ser desvelada pelas descobertas individuais e vivências; é aquilo em que cada indivíduo acredita, como propósito de vida, autoconhecimento, conexão com uma força maior.

A religiosidade, por sua vez, consiste na crença do indivíduo que segue e pratica uma determinada religião, de modo que se diferencia pela sugestão de um sistema de adoração/doutrina específica partilhada com um grupo.[2]

A espiritualidade, relacionada com um conjunto de valores íntimos, completude interior e harmonia, é mais ampla do que a religião e revela uma busca pessoal por significado, correlacionando-se com a essência interna da pessoa; estimula a unidade com a vida, a natureza, os outros e com si próprio. É aquilo que dá sentido à vida, independentemente da religião adotada, configurando um fator integrador da pessoa humana, essencial ao bem-estar individual.[3,4]

Estudos evidenciaram que o sofrimento gerado pelo diagnóstico do câncer desperta a família e promove uma nova abordagem da vida, com significados distintos para os envolvidos na vivência da doença. Do ponto de vista espiritual, pode ter significados distintos, como o desenvolvimento de um forte sentimento de fé e de união com o universo, o que inclui pessoas, fatos e recursos disponibilizados para o apoio de que necessitam no momento presente. Do ponto de vista religioso, essas reações podem ser expressas, a título de exemplo, sob a forma de orações, participação em cultos e leitura das escrituras.[5]

Evidências científicas indicam que a espiritualidade como um todo emerge como um componente gerador de esperança para os pacientes e suas famílias, especialmente na situação do câncer, ao mesmo tempo protegendo-os contra o desespero e auxiliando-os no enfrentamento das dificuldades.[5]

Para efeito didático, utilizaremos o termo espiritualidade de modo abrangente, com a combinação desses dois universos, no sentido de prover forças e vigor para a transformação do ser. O que aqui se pretende é analisar, de acordo com os relatos científicos, a força que a espiritualidade pode proporcionar ao tratamento e à cura de doenças.

Olhar integral: corpo e mente e a importância do (auto)cuidado espiritual

No processo de diagnóstico e transcurso terapêutico, tem-se observado, como um todo, a inclinação de enfoque tão somente no aspecto biológico, em detrimento de uma diversidade de componentes que podem envolver o processo de adoecimento e, por derradeiro, o restabelecimento.

Os antigos estudiosos do comportamento humano admitiam, a exemplo do mecanismo de uma máquina, que somos um ser constituído por partes isoladas que se interligam pelas funções. Bem sabemos que essas visões estão ultrapassadas, já que tudo é um conjunto integrado, de tal sorte que podemos afirmar que somos sentimentos, espírito, emoções, neurônios e o corpo inteiro. Consoante a visão metafísica, somos também produto da interação com o ambiente, as pessoas ao redor e o todo que nos envolve, sendo que nossas concepções mentais podem ser abrangidas por esse universo e exercer algum tipo de influência nele.[6]

No âmbito deste subtítulo, utilizaremos o termo espiritualidade atrelado ao conceito da metafísica de Aristóteles, que consiste em uma visão respaldada não apenas pelo corpo físico, mas também pela mente como um aspecto global, "além das coisas físicas".

Há que se ter em consideração o modo como estamos olhando os seres humanos. O renomado físico Frijot Capra ressalta que ainda é muito forte a influência na medicina da filosofia arcaica cartesiana*, marcada por uma obsoleta concepção mecanicista e fragmentada do corpo humano, a qual, com sua *rigorosa divisão entre corpo e mente, levou os médicos a se concentrarem na máquina corporal e a negligenciarem os aspectos psicológicos, sociais e ambientais da doença.*[7]

Como explicar as doenças crônico-degenerativas, autoimunes ou os casos que os exames não conseguem revelar? As dores intensas que sofre o paciente, rotuladas como doenças psicossomáticas? Atualmente, bem sabemos que tal visão mecanicista não deve vigorar na prática, e a doença que surge em quem quer que seja deve ser tratada de modo holístico. Não foi por outro motivo que a Organização Mundial da Saúde (OMS) definiu a saúde como um estado de completo bem-estar físico, mental e social, e não simplesmente a ausência de doenças ou enfermidades.

Ultrapassada a visão mecanicista, a saúde começou a ser alvo de uma abordagem mais voltada ao paradigma da medicina integral, que visualiza o ser humano em sua totalidade, em seus aspectos biopsicossociocultural e espiritual, inserido em seu contexto de vida, com todos os seus valores, características e crenças.[8]

Não há como deixar de considerar que o ser humano contempla uma constelação de valores, crenças e significados e com um aspecto espiritual e religioso singular. Por esse motivo é fundamental o estado de presença por parte do profissional da saúde, de modo a não somente auscultar o coração físico de seu paciente, mas promover uma conexão autêntica, pautada no diálogo compassivo, com uma escuta ativa aos sentimentos e dores dos indivíduos que são objeto dos cuidados. Isso por si só é terapêutico e pode promover resultados notáveis.

Quando o profissional se conecta com a dimensão que transcende o espaço somatopsíquico** do ser que está recebendo os cuidados e desenvolve ações com sensibilidade e interação, por meio da escuta qualificada e do ato genuíno de acolher, gera

---

* O cartesianismo é um movimento intelectual idealizado pelo filósofo René Descartes.

** Pode-se traduzir esse termo, *grosso modo*, como o eixo de interligação entre corpo e alma.

compreensão, esperança, alívio da dor e do sofrimento, que, por vezes, têm o poder de aliviar mais do que as medicações em uso.[9]

É fundamental para o profissional da saúde conseguir perceber a subjetividade, isto é, a espiritualidade do outro, e que tenha a consciência de que também é um ser biopsicossocial e espiritual, com a necessidade do autoconhecimento e a desenvoltura de sua espiritualidade.[8]

Evidencia-se a importância de esse profissional compreender os pacientes e o modo como lida com a doença e a influência das crenças e valores do indivíduo na qualidade de vida e no bem-estar. Imperioso reconhecer a espiritualidade e a religiosidade como estratégias de tratamento, o que permite ao profissional da saúde planejar e prover uma assistência integral ao paciente.[3]

Em momentos de dor e sofrimento, a prática do cuidado espiritual, ou seja, os princípios que envolvem, entre outros, o fortalecimento de vínculos, a relação dialogada, a escuta sensível, a solidariedade, a valorização da dignidade humana, pode ser verdadeiramente transformadora e conduzir à renovação de ânimo do paciente e de seus familiares para almejarem novas formas de enfrentar a realidade desafiadora que vivenciam.[8]

Nesse sentido, importante destacar o papel do diálogo, que gera uma relação horizontal de valorização com o próximo. A horizontalidade do olhar espiritual gera esperança e transformação, podendo ser contemplada como uma atitude ética que envolve respeito, amorosidade, intuição e emoção.[8]

São as considerações tecidas por Patrícia Batista que merecem ser lidas em sua integridade:

> *A valorização da espiritualidade, no contexto da educação popular em saúde, contempla a prática do diálogo como componente essencial. É através do diálogo mediado por palavras significativas, por gestos como o sorriso ou o abraço, e até por momentos de silêncio, que a relação de intersubjetividade, de compreensão e de ligação profunda com o eu do outro se estabelece, firmando uma comunicação, através de fios invisíveis, que demonstram um contato que extrapola a dimensão física e emocional, trazendo paz e serenidade para os momentos de dor ou de conturbação experienciados.*[8]

Entende-se, pelas vozes dos acadêmicos que se dedicam a valorizar a visão integral da saúde, que o nosso papel humano é o elo espiritual, sendo certo, no que tange à saúde, ao abordarmos o tema espiritualidade, que devemos sair de nosso papel profissional e colocar em ação o nosso lado humano.[9]

Sendo assim, a espiritualidade é vista como uma dimensão humana de conexão, já que, em outras palavras, as respostas atenciosas como ouvir, prover esperança, dar direção e acalentar constituem o fundamento para o cuidado espiritual.[5]

É impossível mensurar o sofrimento de uma família que vivencia o cotidiano de uma alma em sofrimento, o que revela a importância do (auto)cuidado espiritual por parte dos profissionais da saúde e equipe multidisciplinar para acolher e conferir o tratamento mais humano a essa constelação impingida pela dor. É justamente no sofrimento que as famílias encontram recursos e sentido para superar suas provações, sejam elas de natureza religiosa ou não, conforme se extrai da narrativa a seguir de um ente familiar que está vivenciando o percurso do tratamento do câncer infantil:

Eu converso muito com Deus. Nem sempre tem alguém aqui disposto a ouvir. Eu sei que eles acham que as famílias reclamam muito. Mas é que é muito sofrimento. A gente tem que desabafar. Se vocês parassem para ouvir... vocês saberiam. Mas Deus ouve sempre e tudo. De minhas conversas com Ele vem a minha força.[5]

Nessa linha, as práticas espirituais são as ações realizadas pela família destinadas a aliviar o sofrimento e focalizar a atenção na esperança, que é um elemento fundamental para a família ao inspirar coragem para superar as aflições que a atormentam, tal qual se pode sentir a partir desse emocionante desabafo de um paciente: "Nos momentos difíceis, eu choro sozinha e começo a rezar e eu sinto que Deus está comigo e de repente eu sinto uma força e uma sabedoria que só podem vir dEle."[5]

Compreende-se, portanto, que a falta de resposta dos pontos de vista meramente objetivo e biológico promoveu a necessidade de tratamentos integrativos, exaustivamente explorados nesta obra, bem como contribuiu para o desenvolvimento de estudos relacionados com o que está além da superfície. É o que passamos a explorar.

O que está além da superfície: o poder curativo do ser humano e a metafísica da saúde

Aqui iniciamos algumas ponderações que merecem nossa atenção. Será que o cérebro é o responsável pelo pensamento ou o coração pelos sentimentos como popularmente se afirma? Sabemos que há algo a mais e que a mente transcende o cérebro. A mente, também denominada psique, era sinônimo de "alma" na Grécia antiga. Os gregos bem sabiam, como também pode ser acessado nas escrituras milenares dos brâmanes e outras filosofias religiosas, acerca da existência de um corpo espiritual.

Em uma visão geral, nos valemos da frase popular imortalizada na música brasileira – "até o apagar da velha chama". Nada somos sem esse corpo espiritual, essa chama que vivifica e revitaliza os nossos órgãos e sentidos. Não há corpo sem *anima*. Os antigos egípcios, além do corpo físico, olhavam o ser humano pelo prisma de múltiplos corpos sutis, visão essa corroborada por outras filosofias, como os registros hindus dos *Upanishads* e dos *Vedas*, sendo a alma considerada veículo do corpo. Não há efeito sem causa e não há causa sem efeito.

E quanto à doença? Seria produto do "acaso"? Ou podemos seguir a sabedoria dos dizeres de Albert Einstein, extraída de sua carta endereçada ao físico Max Born: "Deus não joga dados com o universo"?*

A investigação da psicossomática e do olhar da metafísica mostra que a enfermidade é a manifestação de um desequilíbrio interno. Antes de ocorrer a somatização**, a pessoa apresenta complicações de ordem emocional. A doença seria um aviso de

---

* Einstein escreveu essa carta endereçada ao físico alemão Max Born, um dos pioneiros da mecânica quântica. Falando sobre as peculiaridades da nova física, Einstein diz em um trecho da carta: "A teoria produz muito, mas dificilmente nos aproxima do segredo do Antigo. Estou convencido de que Ele não joga dados".

** Segundo a medicina tradicional chinesa, o termo somatização usualmente está relacionado com o desequilíbrio psíquico e biológico do indivíduo, fruto de manifestação física que resulta em doença, cuja origem não é explicada pelas ciências médicas e por esse motivo é frequentemente considerada um sintoma de origem emocional.

uma atuação na vida inadequada, de algum aspecto que não está fluindo adequadamente, tendo o rótulo não de punição, mas de alerta de um mal que o indivíduo está promovendo a si mesmo e desviando de seu "verdadeiro ser". É por esse motivo que muitas pessoas obtiveram a cura de seus "males" quando adotaram novos hábitos, pensamentos e conduta de vida, posto que resgataram a harmonia interna e por derradeiro a saúde.[6]

Fato é que a doença carrega um significado individual, mas também abrange um significado coletivo. No caso do câncer, ele interfere não somente na dor física ou no desconforto, mas nos objetivos de vida do paciente, no quesito familiar, em seu trabalho e renda, liberdade, imagem corporal, estilo de vida, entre outros aspectos de sua vida que podem ser alterados:[10]

> *[...] o câncer ainda carrega o estigma do sofrimento, da angústia, da indignação e do medo frente às incertezas do futuro; porém, muitas vezes, tais significados, construídos na vida social e pela forma particular de interpretar tais acontecimentos, levam esses pacientes ao enfrentamento desse medo e assim produzem uma força intrínseca gerada, principalmente, pela vontade de viver e, dessa forma, proporcionam não somente um significado ao câncer ou à sua origem, mas sim um real significado à própria vida, sendo capazes de renovarem-se diante de transformações complexas em sua existência.*[3]

O olhar da metafísica admite que, por mais desagradável que venham a ser os resultados, temos uma parcela de responsabilidade, e nossa postura diante destes é o que determina o desenrolar dos fatos. Entende-se que a situação que hoje o assedia foi gerada pela sua atitude, de modo que a conduta atual é premente para agravar ou atenuar o que estamos vivenciando. Com efeito, a doença no corpo é desencadeada por atitudes nocivas, fruto das experiências, e surge como um reflexo de nossa condição interna.[6]

Há pesquisas com dados contundentes que correlacionam os sentimentos e o desenvolvimento corporal e demonstram que pessoas que nutrem o sentimento de inveja são mais propensas a desenvolver câncer; já quem nutre raiva e ódio tem mais tendências a desenvolver problemas cardíacos.[11]

Consoante palavras do médico Fernando Luchesi, com embasamento nos estudos do notável médico americano Harold Koenig, que reuniu mais de mil pesquisas na área da medicina e da espiritualidade, comprovadamente pessoas mais otimistas, que cultivam o bem e a alegria, sofrem menos com as doenças. As doenças da alma refletem-se no corpo.[11]

Importante pontuar que a metafísica da saúde admite que todas as pessoas herdam uma carga genética que indubitavelmente é necessária para a constituição biológica. No entanto, revela que a determinação das características fisiológicas está atrelada aos fatores existentes no âmago do ser,[6] visão esta que atualmente é corroborada pelas vias da epigenética.*

---

* Área da biologia que demonstra como as influências ambientais afetam a expressão dos genes do indivíduo, o que explica o porquê de gêmeos idênticos demonstrarem comportamentos e saúde distintos, tendo em vista que as experiências reestruturam o código genético do ser. Isto é, os genes não são imutáveis como se acreditava antigamente, estamos em constante transformação de acordo com os nossos hábitos e conduta.

Acatar, pois, a consciência metafísica é resgatar o poder natural para desenvolver a capacidade de transformar as situações, alterando o curso de nossa vida, promover o reconhecimento dos potenciais latentes da alma e erradicar o pretexto de atribuir ao externo nossas frustrações internas; *é reconhecer em si mesmo o referencial manifestador que cria a realidade, atraindo para si tudo de bom ou ruim que lhe acontece na vida:*[6]

> *Ao adquirir a consciência metafísica de uma disfunção orgânica, você obtém um importante recurso para a reorganização do mundo interno. Essa reformulação irá refletir no ambiente externo, criando uma nova condição de vida, principalmente no corpo, em forma de saúde e vitalidade.*
> *Se por um lado a consciência metafísica tira todos os seus álibis para justificar seus próprios infortúnios, por outro resgata seu poder de alterar as condições desagradáveis da vida, bem como o de reconquistar a saúde do corpo.*[6]

Atualmente temos consciência da importância da ciência da psicossomática, desde os exames do psiquiatra Sigmund Freud, que foi um dos primeiros a perceber que as atividades mentais poderiam modificar as funções orgânicas, até os estudos recentes sobre o subconsciente e os efeitos das impressões gravadas que demonstram a extraordinária capacidade da mente de interferir no funcionamento do corpo.[6]

A psicossomática, portanto, denota a interação entre mente e corpo, sendo este último um espelho que reflete determinada emoção e o modo como lidamos com os acontecimentos em nosso cotidiano. Todas as alterações metabólicas têm sua origem nas atividades mentais, o que equivale a extrair que nossas atitudes determinam a nossa saúde física e condição de vida.[6]

A aludida interação mente-corpo está devidamente evidenciada por estudos no campo da psiconeuroimunologia, que demonstram a influência dos aspectos psicológicos sobre as doenças e a saúde, por intermédio da ação dos estados psíquicos sobre os sistemas nervoso, imunológico e endócrino. Pesquisas com pacientes acometidos por herpes, doenças autoimunes, Aids e câncer evidenciam que o bem-estar dos pacientes e os parâmetros clínicos melhoram quando eles apresentam atitudes positivas quanto à resolução de seus problemas.[12]

Todos esses fatos nos levam a concluir que estamos na contramão ao dispensar a atenção à doença e não ao doente. Ademais, não podemos rotulá-lo como um ser doente, mas alguém que está temporariamente doente, cujo próximo passo natural é o restabelecimento do equilíbrio orgânico. Essa sutil diferença e modo de encarar a vida pode criar uma condição favorável para um olhar diferenciado do viver de modo a auferir energias potencializadoras de regeneração. A identificação com um estado definitivo, por sua vez, pode prejudicar essa marcha do progresso.

A exemplo de uma rede de distribuição elétrica, somos um sofisticado sistema de captação e produção de energias vivificadoras que a mente canaliza e direciona, de acordo com as nossas crenças, criando a atmosfera energética que influencia a realidade.[6]

É o que a emocionante real lição de vida do capítulo a seguir nos ensina, abrindo a nossa mente para o mundo povoado de sonhos com as comprovações científicas da força da espiritualidade.

Referências

1. Rocha PT, Dias OV, Durães Rocha JF. A influência da espiritualidade e da religiosidade no tratamento da pessoa com câncer, v.7, 2018. p.2035..

2. Panzini RG et al. Qualidade de vida e espiritualidade. Archives of Clinical Psychiatry [São Paulo]. 2007;34:105-15.
3. Guerrero GP et al. Relação entre espiritualidade e câncer: perspectiva do paciente. Revista Brasileira de Enfermagem. 2011;64(1):53-9.
4. Nagai-Jacobson MG, Burkhardt MA. Spirituality: cornerstone of holistic nursing practice. Holistic Nursing Practice. 1989;3(3):18-26.
5. Angelo M. Ouvindo a voz da família: narrativas sobre sofrimento e espiritualidade. O Mundo da Saúde [São Paulo]. 2010;34(4):437-43.
6. Gasparetto LA, Valcapelli. Metafísica da saúde. 2.ed. São Paulo: Vida e Consciência; 2000. v.1.
7. Capra F. O ponto de mutação. 22.ed. São Paulo: Cultrix; 2001. p.445.
8. De Souza Batista PS. A valorização da espiritualidade nas práticas de educação popular em saúde desenvolvidas na atenção básica. Revista Eletrônica de Comunicação, Informação e Inovação em Saúde. 2010;4(3):49-57.
9. Smeke ELM. Espiritualidade e atenção primária à saúde: contribuições para a prática cotidiana. In: Vasconcelos EM (org.). Espiritualidade no trabalho em saúde. São Paulo: Hucitec; 2006. p.296-324.
10. Silva RCV, Cruz EA. Planejamento da assistência de enfermagem ao paciente com câncer: reflexão teórica sobre as dimensões sociais. Esc Anna Nery. 2011;15(1):180-5.
11. Rech G. Estudos comprovam poder curador da fé. Tribuna PR. 2013. Disponível em: https://www.tribunapr.com.br/noticias/mundo/estudos-comprovam-poder-curador-da-fe/(acesso 31 jan 2021).
12. Cohen S, Herbert TB. Health psychology: psychological factors and physical disease from the perspective of human psychoneuroimmunology. Annu Rev Psych.1996;47:113-42.
13. Dal-Farra RA, Geremia C. Educação em saúde e espiritualidade: proposições metodológicas. Revista Brasileira de Educação Médica. 2010;34(4):587-97.
14. Koenig HG. Religião, espiritualidade e psiquiatria: uma nova era na atenção à saúde mental. Revista de Psiquiatria Clínica. 2007;34(s.1):5-7.

Capítulo 13

O Poder da Espiritualidade no Tratamento do Câncer

Cesar Augusto Pastori Blanco

"Suas forças naturais, as que estão dentro de ti, serão as que curarão suas doenças."
Hipócrates

Um caso real – a jornada do câncer

J., uma jovem de 27 anos, não conseguiu aceitar a partida precoce de sua sócia, com quem tinha grande afinidade e admiração. Juntas semearam sonhos, expectativas, e de repente tudo virara pó! O sofrimento era intenso, pois sua sócia havia falecido diante do seu olhar, logo após o parto de duas meninas gêmeas cujo nascimento ela mesma previra pelas vias da intuição. Nas profundezas de sua mente, relembrava a última palavra pronunciada pela sócia, momentos antes de retornar à pátria espiritual: "Quando eu fecho os olhos, vejo estrelas".

Muito distante do luzir dos astros, a vida de J. se tornara amarga. Aceitar esse fardo era deveras doloroso; compartilhar da tristeza da família de sua sócia e de tudo que haviam construído era difícil de suportar. Estava sobrecarregada, era excessivamente controlada pelos pais, que projetavam diversas expectativas e, sobretudo, suas frustrações e medos. Para completar o enredo, vivenciava um relacionamento amoroso tóxico e mal conseguia relaxar no tempo livre. Os momentos eram de muito estresse e aflição.

No sentido de angariar consolo, recorreu à sua fé e suplicou por uma carta psicografada* de sua amiga e sócia querida que voltara para o reino das estrelas. Transcorridos seis meses, eis que recebe, no centro espírita que frequentava, uma carta psicografada que relatava, logo no início: "J., quero lhe falar das estrelas", com a assinatura, ao final, identificada por "uma amiga estelar".

O tom da carta era misterioso, parecia que a sua amiga estava a adverti-la de que algo haveria de ocorrer. Em uma das linhas escreveu "observe-se". Ora, o que

* Psicografia, segundo o vocabulário espírita, é a capacidade atribuída a certos médiuns de escrever mensagens ditadas por espíritos desencarnados.

haveria J. de observar? Em seguida, como o sinal de uma profecia, relatou: "Não se deixe murchar e ficar sem cor se a vida não correr como quer. Mesmo com os desafios e as incertezas, terá ganhos se for estrela e acreditar na força do seu brilhar".

Além de tudo, ainda foi imperativa na psicografia: "Acione a sua força interna, as células divinas que moram no seu coração". J., que era sensitiva, pressentiu que teria alguma provação a percorrer e a superar. O que haveria de acontecer? Haveria algo errado com suas células?

Dois meses após a leitura da carta, em um instante de profunda conexão, quando J. orou para sua sócia, tocada pelo ímpeto de expressar toda a sua gratidão, relembrou as palavras "observe-se". Resolveu colocar a mão em seu centro cardíaco, em continuidade à atitude mental de agradecer a presença da sócia em sua vida, cujos laços não foram dissolvidos pela passagem material; disso ela sabia e sempre sentia. Ocorreu que, ao colocar a mão nos seios, em sinal de reverência, apalpara uma superfície estranha. Quando o fez profundamente, constatou se tratar de um nódulo.

Sem saber ao certo como explicar, já sabia J. que era esse o aviso que a sua sócia havia antecipado; haveria de passar pelo calvário de um profundo processo de transformação. Quando informou aos familiares a descoberta, todos aludiram não se tratar de nada sério, mas ela sabia que a batalha seria árdua e de alguma forma tinha consciência de que deveria passar por essa metamorfose.

Começara o drama. A biópsia revelou o que já era uma convicção, menos aos familiares, que não aceitavam a possibilidade. Estava com um câncer de mama e deveria remover os dois seios para logo após ser submetida a variadas sessões de quimioterapia. Em suas palavras, quando foi por mim entrevistada, declarou que o seu "mundo virou do avesso".

O médico renomado, por sua vez, estava incrédulo: "Como você achou esse nódulo? Foi uma luz do céu, ele estava muito para dentro".

Estariam as estrelas a favorecer a sua cura ou seria o fim nessa jornada fugaz denominada existência?

A família sofria calada, mas J. afirmava que "todo mundo ao seu redor cai se você cair". Sabia que essa jornada transformativa não iria só ser desempenhada por ela; outros haveriam de presenciar um novo portal para ressignificar suas existências.

A fé e a espiritualidade de J., no caso em questão, foram preponderantes para que ela conseguisse suportar todos os desdobramentos do tratamento. Possuía a crença de que nada é nosso, tudo é emprestado, inclusive o nosso corpo, portanto compete a nós elevar o nosso pensamento, por meio das boas irradiações mentais de otimismo.

Evidente que essas atitudes eram desafiadoras, afinal padecia de verdadeiro calvário, com o corpo inchado, tendo engordado 10 quilos em virtude dos efeitos colaterais dos medicamentos que tomava para controlar a dor e o seu sono; o cabelo, considerado a moldura e a identidade do rosto, estava desvanecendo de sua juventude com as sessões de rádio e quimioterapia. Com o seu bom ânimo e criatividade, descrevera que o tratamento é como "um caça supersônico: primeiro ele passa, depois que vem o barulho".

Em paralelo aos procedimentos médicos tradicionais e alopáticos, J. buscou meios complementares com a aprovação de seu médico, que demonstrou abertura para encorajá-la a buscar meios que pudessem favorecer seu estado de saúde. Assim, submeteu-se a Reiki, prescrição de florais de Bach, participação em giras de Umbanda e, principalmente, submeteu-se a um episódio de intensa fé ao se entregar a trabalhos da metafísica da saúde na seara espírita kardecista. Foi nesse local que, a distância, nós nos conhecemos.

Em uma das sessões espirituais a que se submeteu, o seu mentor, também denominado anjo da guarda, informara que ela tinha que passar por esse processo nessa vida e reforçou que, por merecimento, ela descobriu em um estágio embrionário o nódulo.

Para fazer jus à coragem de J., ela relatou que em nenhum momento pensara que iria sucumbir ao câncer. Colocou na cabeça que seria vitoriosa, acreditara na cura e prometeu a si mesma que não iria reclamar e enfrentaria tudo de cabeça erguida e com bravura. E assim fez até a última sessão de quimioterapia.

Logo o inverno passou. Em casa, logo após chegar e respirar aliviada daquela que seria de fato a última sessão de quimioterapia, foi recebida com um emocionante carinho por parte dos seus amigos que a apoiaram desde o início, com bexigas coloridas em formato de coração, e, o que lhe deixou mais comovida, o seu quarto havia sido salpicado de estrelas com mensagens encorajadoras de seus colegas e familiares. Esses momentos, segundo J., "são esclarecedores, descobre-se quem é quem e o apoio social é fundamental para prosseguir na marcha do processo de cura".

Hoje os exames demonstram que J. está curada. A fé foi o seu esteio, que lhe permitiu atravessar esse denso nevoeiro sem perder o norte de sua esperança por ratificar que se tratava de um "fator passageiro em sua vida". Inclusive, quando questionada sobre as transformações, relata ter notado uma profunda mudança no seu modo de viver antes do câncer e após o tratamento. Afirmara levar uma vida mais autodestrutiva, com uma falta de conexão com o que ela denomina "eu verdadeiro"; vivia mais o lado supérfluo e fútil com medo e insegurança.

Atualmente relata que consegue enxergar o transcurso de sua *via-crúcis* como uma bênção, posto que tudo isso lhe trouxe maturidade. Não se preocupa mais com a vida dos outros e, segundo ela, escolhe suas batalhas. "Uma das grandes conquistas é valorizar a simplicidade da vida, sentir uma indizível felicidade quando deixa a água morna escorrer demoradamente em seus cabelos, o que antes não era possível, além de constatar feliz o crescimento dos folículos capilares." A palavra que a define é liberdade.

Quando questionada, se tivesse a oportunidade de voltar no tempo, escolheria evitar ter passado por todo esse processo de martírio? Foi contundente em exarar um categórico "Não". Segundo J., "isso fazia parte para ser aquilo que deveria ser o meu processo de transformação." Compartilhou que virara exemplo para as pessoas pelo modo como enfrentou essa "barra", inclusive para sua família, que também modificou hábitos, condutas e atitudes. Todo o ecossistema, de alguma forma, foi afetado pela resignação e fé de J. Inclusive este que vos escreve, testemunha ocular de todo o processo narrado.

O câncer "aprumou" J. e lhe permitiu a bênção de recomeçar e a oportunidade de viver a vida em sua plenitude. Como dizia Carl Jung, o célebre psiquiatra que desbravou o mundo da psique, "quem olha para fora sonha, quem olha para dentro desperta".

Seguimos navegando despertos pelos mares do desconhecido.

O poder e o mistério da força espiritual

Do mesmo modo que a ideia de pensar na proximidade da morte gera no ser uma ebulição de pensamentos e reflexões, quando o indivíduo se depara com uma doença ou enfermidade, encontra-se numa situação limítrofe de si mesmo. A vida passa em um caleidoscópio de experiências e se questiona qual a qualidade de vida que teve até então e o que deveria fazer para alterar seus rumos. Nesse momento, muito além das vozes externas, busca o ressoar de suas crenças e seu modo de ver a vida. Esse mergulho e acesso em si mesmo, compreendendo suas expectativas, sonhos e reações, conferem significado à sua existência e podemos denominar, como já abordado no capítulo anterior, espiritualidade.

Em descompasso com a religião, a espiritualidade busca o caminhar de uma ética singular e não de uma moral preestabelecida, sendo que cada indivíduo tem a sua própria voz e caminhar.

Diz-se popularmente, quando nossos corações são tocados, que nunca mais somos os mesmos e que as experiências que nos moldam conferem um novo olhar a nossas fugazes existências. A doença não é diferente, podendo ser considerada um espelho a refletir o nosso modo de viver, ao mesmo tempo que nos convida a atravessá-lo para que possamos reintegrar aquilo que realmente somos à imagem do que gostaríamos de ser.

Felizmente, é cada vez maior o número de pesquisas que abordam, no contexto da cura, a força da espiritualidade como instrumento de auxílio para a resignação e, consequentemente, a transformação do estado de saúde.

Em matéria publicada pela revista *Superinteressante* em 2014 acerca da ciência da fé, diversos indicadores revelam os benefícios que a crença na espiritualidade e a religiosidade exercem em nosso bem-estar. Devotos são mais felizes, vivem mais que a média da população e, após o diagnóstico de uma doença, apresentam níveis menores de estresse e menos inflamações.[1]

O médico Paulo de Tarso Lima explica que o paciente com fé tem mais recursos internos para lidar com a doença. A fé, portanto, tem um impacto especial no que os profissionais da saúde denominam *coping*, isto é, a capacidade humana de superar adversidades. Tal entendimento já era difundido há mais de um século pelo médico canadense William Osler, que conclui em um dos seus artigos: "a fé despeja uma inesgotável torrente de energia".[1]

Aos pacientes oncológicos, familiares e círculo social, a espiritualidade fornece um apoio imensurável e ocasiona momentos de reflexão acerca do entendimento da vida, convidando às modificações internas.[2]

Entre pessoas que se recuperaram do câncer, um estudo indica que a espiritualidade é uma experiência pessoal de certas dimensões elevadas da realidade que conferem à existência do ser uma qualidade sagrada e em que ocorre uma profunda transformação psicológica, envolvendo todo o estado deste, haja vista que a velha forma de existir é transformada.[3]

De modo geral, a espiritualidade não oferta apenas um cuidado espiritual, mas também atua diretamente sobre o físico, tal como a força da fé, que possibilita mudanças de pensamentos e crenças que implicam sofrimento ao sujeito. Outro benefício é a redução do adoecimento psíquico que pode influenciar no tratamento oncológico, como a depressão, a ansiedade e afins.[4]

Descobertas notáveis têm sido feitas em relação ao desenvolvimento das mentes religiosas e espiritualistas, tal como o estudo desenvolvido pela Universidade de Columbia, que descobriu que essas mentes têm maior proteção contra a depressão e os seus cérebros demonstram uma significativa alteração na região do córtex. É a ciência comprovando o que as escrituras já decretaram.[5]

Em matéria de melhora da saúde, vários fatores podem ser elencados. Há melhora do estado psicológico diante do cultivo da esperança, do perdão, do altruísmo e do amor, e, consequentemente, redução do estresse, que gera melhores meios para lidar com problemas. Isso redunda no equilíbrio das funções orgânicas controladas pelo sistema nervoso, como a imunidade e a produção de hormônios.[6]

Em uma pesquisa qualitativa desenvolvida com dez pacientes com câncer em um município do extremo sul de Santa Catarina, foi possível auferir que a espiritualidade proporciona força para superação, alívio no sofrimento, coragem, ajudando na adesão e na adaptação ao tratamento.[7]

O poder da espiritualidade também pode ser depreendido dos relatos de um estudo desenvolvido no setor de quimioterapia de um hospital público na região noroeste do estado de São Paulo, onde são realizadas aproximadamente 440 sessões de quimioterapia por mês.[8]

Um dos entrevistados afirma que o processo que está sofrendo é uma missão que deve cumprir,* vista como um dever ou incumbência a ser suportado em nome de um ser Superior, ou com um objetivo além do sofrimento ocasionado pela doença.[8]

Outros pacientes revelam a importância da mão de Deus para o "livramento" da doença** e aproveitam para reforçar a importância dos médicos como instrumentos de uma providência divina.[8]

As religiões estimulam os espíritos de comunidade e compaixão, qualidades essenciais para o ser humano – saber que não está só e ser amparado em suas necessidades. Estudo feito na Europa demonstrou que pessoas espiritualizadas declaram ser mais satisfeitas do que aquelas que não se consideram como tais. Andrew Clark, professor de economia de Paris, um dos autores do estudo, afirma que as religiões ajudam as pessoas a superar choques ou ao menos a não se desesperar com os tropeços da vida.[1]

O notável médico Harold Koenig comprovou que a solidariedade faz bem para a saúde e que as pessoas que se doam às outras, com solicitude, vivem até sete anos a mais do que as que vivem de modo mais individualista, segundo palavras do Dr. Fernando Luchesi, que também relatou outro impressionante resultado obtido por pesquisa do Dr. Koenig, que nos abre a mente para o poder da oração: pacientes que recebem orações, mesmo sem saber, têm melhora no quadro de doenças em comparação com os que não recebem:[9]

> *Na Califórnia, em Saint Francis, um estudo com enfartados revelou números impressionantes, mesmo para os mais desapegados ao mundo espiritual. Um grupo de pacientes enfartados foi dividido em dois subgrupos – A e B. Nenhum dos pacientes soube a qual grupo pertencia. O grupo A recebeu orações de cristãos judaicos e o grupo B não recebeu a corrente de fé externa. Após um ano, foram abertos os estudos. "Foi confirmado que os pacientes que receberam orações permaneceram menos tempo nas unidades de terapia intensiva, tiveram complicações menores e foram registradas três paradas cardíacas, contra doze do outro grupo, que demorou consideravelmente mais para se recuperar".*

Para ele, os estudos de Koenig comprovam que o pensamento positivo, independentemente do credo, é fundamental para curar o corpo. *Milagres acontecem todos os*

---

* [...] acho que é uma missão que nós temos que cumprir aqui, cada um vai passar a sua parte [...] (E3, sexo masculino, 72 anos, casado, aposentado).

** [...] eu sei que precisa da mão de Deus para ajudar a me livrar dessa doença e usar os médicos para isto. (E6, sexo masculino, 66 anos, casado, agricultor aposentado).

dias. Muitas vezes, os médicos sequer conseguem explicar a recuperação de pacientes já desenganados. É o mistério da força espiritual.[9]

Assim, compreende-se que a relação entre a espiritualidade e o câncer na perspectiva do paciente é sintetizada pelo tema central: o câncer amedronta e a espiritualidade renova.[8]

O poder da fé e a religiosidade: uma ponte de esperança e renovação

O célebre pacifista indiano Mahatma Gandhi afirmava que "uma vida sem religião é como um barco sem leme". Infere-se dessa máxima, guardadas as devidas desventuras do passado em nome do poder temporal, que a religião tem o condão de ser um eixo central de bem-estar, norteadora de esclarecimento de temas que tocam a existência, como saúde, doença, morte, bem como um caminho que nos impele à prática das virtudes na senda atemporal da vida.

A correlação da religiosidade, que inclui preces, apoio dos membros associados e procura do conforto de alguém da fé, como vetor do fortalecimento do aspecto da saúde mental, aponta, por estudos celebrados, que indivíduos com fé religiosa evidenciavam uma forma melhor para enfrentar os estresses da vida e a recuperação da depressão, além de apresentarem quadro menor de ansiedade em detrimento de pessoas menos religiosas.[10,11]

Nesse sentido, a arte e o saber de tornar o viver orientado pela experiência da transcendência são fundamentais. Essas pessoas afirmam que encontram na sua religiosidade a fonte de ânimo e motivação para prosseguirem em suas lutas coletivas em busca de uma vida mais digna e feliz. Ademais, buscam, no estado alterado de consciência, percepções simbólicas que ajudam a compreender a complexidade das situações que vivenciam e a construir orientações e sentidos para suas jornadas.[12]

Nos Estados Unidos, foi realizado um estudo, no estado de Illinois, que constatou que o culto religioso, sem se referir a uma instituição específica, estava associado a menos agitação, insatisfação com a vida, solidão, bem como a disposição de ânimo superior, capacidade maior para a resiliência e lidar melhor com a tensão.[13]

No que tange à importância da fé, 10 pacientes oncológicos do sexo feminino, provenientes da Associação Voluntária do Câncer na cidade de Assis-SP, com faixa etária entre 22 e 25 anos, foram submetidas a indagações sobre o significado individual da fé, a potencial influência no tratamento da doença e as experiências que cada qual venha a ter percebido.[14]

A partir do relato verbal, observa-se a referência a um "Deus" ou a um "ser supremo" como motivo de uma possibilidade de cura, sendo que grande parte dos participantes (60%) atribuiu à religiosidade e à espiritualidade a causa de sua transformação de vida.[14]

Para ilustrar com a devida riqueza de sentimentos o significado espiritual de cada indivíduo, vale a reprodução integral dos relatos que demonstram as virtudes da resignação, abnegação, devoção e humildade, próprias do caminhante espiritual, mormente a exposição da fragilidade e a pequenez do ser humano ante o universo infinito povoado de bilhões de estrelas:[14]

> *Lembro-me de que na primeira noite, quando estava no hospital, recuperando-me da cirurgia, vi-me de repente sorrindo sem saber para quem... Não foi sonho, nem delírio. Estava bem desperta e consciente. Uma presença que eu não via, mas sentia, inundou o meu ser e me trouxe uma sensação de leveza, de bem-estar, de conforto e de confiança (P9).*

Hoje, a minha vida não pertence mais a mim. E sim a meu Pai que sabe de todas as coisas. Hoje se quero alguma coisa eu coloco nas mãos de Deus. Porque Ele que sabe o que é bom pra cada um de nós. E se não for do jeito que eu queria, eu não me lamento (P4).

A diferença de hoje é que eu penso assim. Nós enxergamos até a janela, mas Deus enxerga além da janela. Por isso, eu entrego tudo nas mãos Dele, pois sei que Ele só quer o meu melhor (P4).

É loucura para o homem entender a vontade do Pai em nossas vidas, por isso não me preocupo em entender o que Deus quer com a permissão dessa doença no meu corpo, mas Ele sabe de todas as coisas (P10).

Depreende-se das narrativas que a fé e a oração favorecem um ambiente saudável, ora em nível pessoal, ora social. No âmbito pessoal, proporcionam um encontro consigo próprio, com as forças íntimas do espírito em sua jornada da cura, além de favorecer momentos de alívio; já no âmbito social, ambas produzem uma ligação de solidariedade e amor para com os outros, em uma atmosfera de comunhão em que há a retroalimentação das energias salutares veiculadas pelas partes. Com efeito, isso resulta em fortalecimento e apoio mútuo, o que auxilia na saúde, na esperança, no ânimo e na sensação de serenidade.[15]

As atitudes de fé e esperança implicam um caminho ético que envolve a realização, cujo significado pode conduzir à melhora de autoestima e ao senso de conexão com si próprio e os outros.[16]

O relaxamento dos músculos, a sensação de serenidade e a produção de substâncias com efeitos analgésicos são alguns dos efeitos provocados pelo corpo quando estimulado por oração, práticas religiosas ou meditação, segundo constatam artigos científicos que se dedicaram a pesquisar os benefícios da fé no organismo das pessoas.[17]

O poder da fé está presente em relatos de diversos pacientes com câncer, em pesquisas qualitativas realizadas. Tem-se esse componente como condição essencial para prosseguir com a existência, como se pode auferir no relato de uma paciente que afirma: "se você não tem fé, você perde a razão de viver [...]".[8]

Somados ao componente da fé, outros relatos de pacientes com câncer expressam integral confiança em Deus para atingir a desejada cura com a intercessão do divino, o que demonstra maior conexão com a religiosidade e a espiritualidade após o sofrimento ocasionado pela doença: "Deus, se quiser, faz um milagre"; "Deus põe e Deus tira"; "precisa da mão de Deus".[8]

De todos os exemplos citados, é possível extrair que a fé deve ser considerada uma forte aliada no tratamento do câncer, uma vez que está atrelada à imunidade, melhora a resposta a processos de radioterapia ou quimioterapia e ainda pode ajudar a combater a ansiedade e a depressão. Tal compreensão foi também comprovada por um trabalho do Instituto Dante Pazzanese, com quase 250 artigos de todo o mundo, cuja conclusão indica que a prática regular de atividades religiosas – sejam elas quais forem – pode reduzir o risco de morte em 30%.[18]

De modo geral, a religião promove bem-estar psicológico, menor consumo de bebidas alcoólicas e drogas ilícitas, redução de pensamentos e comportamentos suicidas e principalmente maior incentivo a hábitos saudáveis. O estudo mostrou ainda que a religião contribui também para reduzir a carga viral em pacientes com HIV, além de reduzir mortes por AVC e problemas cardíacos.[18]

A partir das vozes dos pacientes, é possível inclusive inferir a importância do controle sobre as contingências presentes na vida, já que isso implica lidar com mais tranquilidade com os acontecimentos, enquanto aquilo sobre o que não se tem controle pode ser fonte de ansiedade e preocupação, quando não for bem-aceito e direcionado. A religiosidade colabora com a ideia de que existe alguém maior, que está no leme, e ainda que deseja a melhora para a pessoa. Acreditar e colocar o controle nas mãos de Deus é um fator que reduz o estresse e a ansiedade.[14]

Tal raciocínio implica a compreensão de que o enfrentamento religioso é utilizado como fonte de conforto, proporcionando um controle que vai além do humano, auxiliando nos momentos de fragilização, doença e dor. No momento em que o paciente atribui esse controle a um ser supremo, ele se "liberta", reduzindo assim sua ansiedade e medo.

Pode-se perceber essa entrega e liberdade no relato de outro paciente, que merece encerrar este breve capítulo, como uma fonte de inspiração que jorra resignação e esperança em nossos corações: "Foi aí que entrou a mão de Deus; Ele age quando não temos mais o controle da situação" (P10).[14]

Conclusão

A força da espiritualidade e da religiosidade é incontestável para auxiliar no tratamento e na cura das enfermidades e doenças, como os casos de câncer. Essas duas forças proporcionam o desenvolvimento em campos diversos do relacionamento humano com efeitos benfazejos, que pode ser sintetizado pela tríade: interpessoal (consigo próprio) – gera esperança, idealismo, altruísmo, além de conferir propósito para a vida e para o sofrimento; interpessoal (com os outros) – gera unidade, senso de pertencimento a determinado grupo, tolerância; e transpessoal (com um poder supremo) – desperta o amor incondicional, a adoração e a crença de não estar só.[6]

Não estamos sós. As estrelas brilham em nossas jornadas.

Referências

1. Lisboa S. A ciência da fé. Superinteressante. 2016. Disponível em: https://super.abril.com.br/ciencia/a-ciencia-da-fe/(acesso 31 jan 2021).
2. Sousa Junior PTX, Teixeira SMO. A importância da espiritualidade no tratamento de pacientes oncológicos: uma revisão de literatura. Revista Interdisciplinar de Promoção da Saúde (Santa Cruz do Sul). 2019 jan;2(1):61-9.
3. Angelo M. Ouvindo a voz da família: narrativas sobre sofrimento e espiritualidade. O Mundo da Saúde. São Paulo. 2010;34(4):437-43.
4. Miranda SI, Lanna MAL, Felippe WC. Espiritualidade, depressão e qualidade de vida no enfrentamento do câncer: estudo exploratório. Psicologia: Ciência e Profissão. 2015;35(3):870-85.
5. O Globo. Pessoas religiosas têm cérebro mais "espesso" e maior proteção contra a depressão. O Globo, 2013. Disponível em: https://oglobo.globo.com/sociedade/saude/pessoas-religiosas-tem-cerebro-mais-espesso-maior-protecao-contra-depressao-11187248 (acesso 31 jan 2021).
6. Saad M, Medeiros R. Espiritualidade e saúde. Einstein (São Paulo). 2008;6(3): Pt.2, p.135-6.
7. Pinto AC et al. A importância da espiritualidade em pacientes com câncer. Rev Saúde Com. 2015;11(2);114-22.
8. Guerrero GP et al. Relação entre espiritualidade e câncer: perspectiva do paciente. Revista Brasileira de Enfermagem. 2011;64(1):53-9.

9. Rech G. Estudos comprovam poder curador da fé. Tribuna PR, 2013. Disponível em: https://www.tribunapr.com.br/noticias/mundo/estudos-comprovam-poder-curador-da-fe/(acesso 31 jan 2021).
10. Koenig HG. Religião, espiritualidade e psiquiatria: uma nova era na atenção à saúde mental. Revista de Psiquiatria Clínica. 2007;34(s.1):5-7.
11. Sanchez KOL et al. Apoio social à família do paciente com câncer: identificando caminhos e direções. Rev Bras Enferm. 2010;63(2):290-9.
12. Vasconcelos EM. A espiritualidade no cuidado e na educação em saúde. In: Vasconcelos EM (org.). Espiritualidade no trabalho em saúde. São Paulo: Hucitec; 2006. p.9-162.
13. King M, Speck P, Thomas A. The effect of spiritual beliefs on outcome from illness. Social Science & Medicine. 1999;48(9):1291-9.
14. Fornazari SA, Ferreira RER. Religiosidade/espiritualidade em pacientes oncológicos: qualidade de vida e saúde. Psicologia: Teoria e Pesquisa. 2010;26(2):265-72.
15. Pessini L. Espiritualidade e a arte de cuidar em saúde. In: Angeramin-Camon VA (org.). Espiritualidade e prática clínica. São Paulo: Pioneira Thomson Learning; 2004. p.39-84.
16. Dantas Filho VP, Sá FC. Ensino médico e espiritualidade. Mundo Saúde. 2007;31(2):273-80.
17. Pereira P. Quando o melhor remédio é a fé. Revista Tudo. 2002;(88):24-9.
18. G1 Globo. Fé pode ajudar muito no tratamento e cura de doenças, defendem médicos. G1 Globo, 2013. Disponível em: http://g1.globo.com/bemestar/noticia/2013/07/fe-pode-ajudar-muito-no--tratamento-e-cura-de-doencas-defendem-medicos.html (acesso 31 jan 2021).

Capítulo 14

A Aplicação Prática da Espiritualidade na Busca da Cura

Alisson Ribeiro

"Melhor que milhares de palavras vãs é proferir uma só benéfica, que pacificará a quem ouvi-la."
Dhammapada

Câncer: um convite ao amor

Como e quando sei o que é meu e o que o mundo traz de conhecimento para o meu aprendizado? Fazer essa pergunta requer, primeiro, uma percepção em relação a mim mesmo, percepção esta que requer discernimento, lucidez e maturidade com o propósito do autoconhecimento em uma jornada que me conduzirá à libertação de todas as amarras, aprisionamentos nos quais nos colocamos no decorrer da vida buscando a nossa saúde, que, segundo a definição da ciência, seria o bem-estar físico, mental, emocional e social.

Como podemos ter saúde de forma íntegra sem estabelecer uma conexão com a fonte que nos dá a força, o movimento, a vitalidade e a energia de vida que nos conecta a tudo e a todos ao nosso redor, a nossa alma?

Aprender a conhecer e ser você é o que eu, Alisson, médico e terapeuta integrativo, abordarei, por meio de um convite respondendo ao chamado da sua Alma, com o único propósito de ser e viver você em plenitude com a sua origem divina. Sim, pois tudo o que existe no Universo é divino e deve ser tratado com amor.[1]

A súplica da alma

Começo esta leitura relatando o caso de uma paciente atendida na unidade de emergência do serviço de oncologia de um hospital referência em Fortaleza.

Era início de mais um dia de trabalho e adentrava em meu consultório uma paciente junto com sua acompanhante. Recebi a paciente, que vinha conduzida em cadeira de rodas devido a intensa dor abdominal, o que prejudicava seu caminhar durante a consulta médica. Ao fazer a anamnese (histórico dos sinais e sintomas da doença relatados e colhidos durante a entrevista médica), foi revelado que a paciente estava em tratamento de câncer de útero com metástase. Fiz o exame físico, colhi a anamnese e expliquei os procedimentos que seriam realizados com o propósito de proporcionar a melhora da dor física da paciente. Depois que ela foi conduzida para a sala de medicação, a acompanhante, que era filha da paciente, retornou ao consultório querendo sanar algumas dúvidas. De prontidão a acolhi e lhe disse que poderia perguntar, e foi então que ela indagou:

— Dr. Alisson, estou muito preocupada com a minha mãe e o meu pai. Meu pai já está internado neste mesmo hospital com câncer de próstata e metástase em fase terminal, e estou trazendo a minha mãe, que segue o mesmo destino. Gostaria de saber como pegamos câncer.

Com muita atenção e olhando com respeito e carinho para os anseios da acompanhante, já vislumbrava um momento que sempre coloquei como o mais importante, não só na carreira de profissional da área da saúde, mas também como propósito de todos nós, humanos: a fraternidade. O sentimento da fraternidade é o que nos dá a certeza nesse corpo físico humano, mas somente quando vivenciamos esse sentimento de amor por meio da fraternidade é que entendemos o real sentido da vida. Foi então que lhe respondi fazendo uma pergunta:

— Como você entende o câncer?

Acompanhante:

— Eu acho que é algo que criamos em nós, e isso é a visão de acordo com os conhecimentos que aprendi na minha religião.

Sorri por dentro e com os olhos, pois só reconhecia naquela alma diante de mim uma irmã, que já emanava luz de conhecimento, limitado pelo corpo físico e pelas crenças limitantes impostas pela sociedade tão fragilizada, principalmente a sociedade capitalista (materialista), mas que sabia que existia mais para aprender. Foi então que lhe respondi:

— O câncer não é um vírus, não é uma bactéria nem um fungo. Ele não é contagioso, você não transmite para ninguém, tampouco adquire de alguém. O câncer, para se desenvolver no corpo físico, primeiro necessita de uma mutação (alteração) na cadeia de DNA de uma célula, mas isso é difícil de acontecer, porque já temos programado no DNA da célula a forma correta, e a célula saudável possui instruções na forma de crescimento e divisão. No entanto, isso pode ser modificado à medida que uma célula sofre a mutação; logo o organismo passa a produzir células com características diferentes do tecido a que ela pertence.

— E o que causa essa mutação? – indagou a acompanhante.

— Bem, na visão do conhecimento limitado à ciência convencional, pode ser causado por agentes externos, como alimentação, hábitos (tabagismo, etilismo ou outros agentes tóxicos), fatores hereditários, exposição à radiação, entre outros, mas na minha visão, pautada na medicina integrativa, que parte do princípio pautado nas leis universais já estudadas e difundidas na humanidade, tudo é energia, tudo e todos se conectam de acordo com o padrão vibracional existente em cada organismo ignorante ou senciente, com vida ou sem vida.

Por exemplo, se a minha alma vibra em sintonia com um padrão vibracional de amor, consequentemente atrairei para mim e só permitirei me expor a situações como tipos de alimentos, relacionamentos, agentes externos, situações corriqueiras do dia a dia que me tragam sentimentos, sensações e pensamentos que despertem algo parecido com o padrão vibracional do amor.

Por outro lado, se a minha alma vibra em um padrão de medo, raiva, vingança, dor e sofrimento, consequentemente atrairei situações como os tipos de alimentos, agentes patógenos, situações corriqueiras do dia a dia que me tragam sentimentos, pensamentos e percepções no meu campo sensorial que possam causar em mim o mesmo padrão das doenças que geram o desequilíbrio de todas as células do meu organismo, gerando consequentemente doenças no corpo físico, como o câncer.[2]

— Então, doutor, como curamos o câncer?

— Curamos o câncer quando deixamos de alimentar sentimentos de medo, raiva, dor, angústias que carregamos no nosso campo emocional. Insistimos em alimentar esses sentimentos, em vez de darmos mais energia e cuidar do nosso amor-próprio, o que só conseguimos quando nos perdoamos, nos acolhemos, praticando a caridade com nós mesmos e vivenciando a fé dentro de nós, reconhecendo-nos como seres divinos que vêm de uma consciência de amor Crístico que é a nossa fonte criadora.[6]

— E por que fazemos quimioterapia e radioterapia? Por que algumas pessoas se curam e outras não?

— A cura vem quando passamos a reconhecer o amor em nós mesmos e nos perdoamos, acolhendo no momento da dor, do sofrimento, exercitado dia após dia com e vivência da fé em nós mesmos, o que só conseguimos com amor-próprio. Infelizmente a humanidade ainda carrega crenças limitantes, segundo as quais para evoluirmos e sermos felizes devemos sofrer, e isso interfere no padrão vibracional de todo ser humano. Quando uma pessoa passa pelo tratamento da quimioterapia e radioterapia, ela sofre muito, pois o corpo padece e perde muitas das células saudáveis também. Com tamanho sofrimento as pessoas passam a ver a importância do exercício da fé, que na maioria das vezes vem por meio das religiões, mas na verdade as religiões são formas de nos conectarmos com a nossa própria alma há muito tempo abandonada pela humanidade, principalmente no mundo ocidental.[7]

— Então, doutor, quer dizer que somos nós quem nos curamos?

— Sim, os profissionais da saúde (médicos, terapeutas, psicólogos, patologistas, entre outros) são ferramentas de conhecimento que passam a informação, mas cabe ao paciente a escolha e a decisão sobre como promover a cura, e isso dependerá da capacidade de resiliência de cada um.[4] Sempre digo que isso dependerá do grau de maturidade emocional e espiritual, capacidade esta de exercitar o desapego das dores do passado, carregadas no campo emocional, e da alma, o que não é fácil, mas tem fundamental importância na libertação para promover a cura e a manutenção da vida em todas as estâncias do corpo, da mente e da alma.[5]

Nisso a acompanhante respira profundamente e diz:

— Doutor, tudo isso que você me explicou faz sentido. Eu tinha uma visão mais limitada, mas era dessa forma que eu imaginava. Como foi bom ouvir isso de um médico e dessa forma mais humana.

Ao final da conversa a acompanhante se despediu e saiu. Diante daquele momento vivido, respirei, fechei os olhos e disse para mim mesmo:

— Obrigado por mais um dia de aprendizado. Como é bom saber que estou sendo útil, e como é gratificante aprendermos pela compaixão.

Um convite a me conhecer

Lembro-me de quando ingressei na faculdade de Medicina. No primeiro ano me deparei com uma quantidade de assuntos novos que não condiziam com os estudos pré-vestibulares e fiquei apavorado.

No entanto, ao iniciar os estudos anatômicos, a fisiologia, entre outros, tive certeza de que a maioria dos estudantes de medicina não percebe ou pelo menos passa a vida toda sem expressar. Como poderia o corpo humano ser tão perfeito e não reconhecer a origem de algo tão sublime e divino?

Passaram-se os anos, formei-me em Medicina, segui minha profissão e ainda me indago até hoje sobre como o homem precisa caminhar, mas caminhar em conexão com a fonte criadora que vibra dentro de todos os seres e consciências do universo. Enquanto continuarmos buscando a cura culpando o externo pelas nossas mazelas e dores, estaremos nos distanciando cada vez mais de nós mesmos e isso só retardará a cura de todos os males da humanidade. Devemos utilizar todas as ferramentas (religiosidade, terapias convencionais e integrativas, medicina) que temos para nos conectarmos com a cura por meio da conexão com a nossa alma.

Sejamos acolhedores, sejamos prósperos nas nossas atitudes, sejamos atentos, cuidadosos e amorosos com os anseios da nossa alma, pois só assim conseguiremos caminhar em paz com a nossa consciência, que é a mesma consciência que conecta tudo e todos nesse vasto universo.

Referências

1. Caldwell T. Médico de homens e de almas. Rio de Janeiro: Record; 2017.
2. Crema R. Introdução à visão holística. Editora Summus, 1989.
3. Lipton B. A biologia da crença. São Paulo: Saraiva; 2005.
4. Maçaki Hara E, Dummer Camargo F. Nada é impossível. Editora Leitura, 2009.
5. Miranda HC. Alquimia da mente. Editora Lachâtre, 1920.
6. Murphy J. A paz interior. Rio de Janeiro: Record; 1956.
7. Pelais JC. O fator quântico: o elo entre ciência e transcendência. Editora Isis, 1998.

Capítulo 15

Terapias Holísticas no Tratamento do Câncer

Natália Torchio

"A cura segue o mesmo caminho da doença: ela começa no nosso íntimo e passa para o corpo."
Bert Hellinger[1]

Neste capítulo abordarei a visão das terapias holísticas no tratamento de doenças, com foco no câncer. As terapias holísticas são utilizadas há muitos anos, mas somente a partir de 2016 começaram a ser reconhecidas e até mesmo foram incluídas no Sistema Único de Saúde (SUS) aqui no Brasil, devido a seu resultado como tratamento complementar à medicina tradicional.

Utilizarei os conceitos da constelação familiar, dos florais de Bach e do Reiki, técnicas nas quais possuo certificação e experiência para abordar o tema.

A visão da saúde e da doença nas terapias holísticas

Nas terapias holísticas, acreditamos que toda doença que está conosco é um sintoma de algo mais profundo que está acontecendo dentro de nós. Normalmente, o primeiro lugar onde procuramos esse algo mais profundo é onde estamos sentindo a dor.

Infelizmente, muitas pessoas buscam as causas dessas dores somente no corpo físico, a fim de aliviar qualquer doença.

Ir ao médico e receber ajuda para retirar a dor é de total importância, mas acredito que todos os pacientes deveriam, além disso, expandir o conhecimento das infinitas possibilidades disponíveis em paralelo para seu tratamento.

Somos muito mais que nosso corpo físico, e a inclusão dessas outras abordagens complementares é capaz de ajudar os pacientes a irem mais fundo na causa-raiz, do que existe dentro deles que está gerando o sintoma-doença na sua vida.

Não devemos olhar para as doenças com o objetivo de vencê-las, excluí-las e eliminá-las, e sim com o entendimento de que existe um propósito maior para que, por intermédio delas, sejamos capazes de integrar as emoções que antes estavam escondidas.

Convido você para uma reflexão sobre o que existe além do seu corpo físico: suas emoções, seus sentimentos e sua alma, que também devem ser tratados.

Os traumas, as separações, os medos, a raiva e a tristeza que foram vivenciados no passado ficam armazenados no nosso corpo e, sem que estejamos conscientes do processo, essas imagens ficam congeladas, sempre à espera de que algo volte para nos machucar, deixando a pessoa doente e sem energia.

A doença, na visão holística, é um conflito entre a mente e a alma, e só olhar o corpo físico sem considerar essas emoções mais profundas gera, na maioria das vezes, uma resolução temporária, não a cura da doença. A doença em nosso corpo é o fim, não o início, que começou muito antes, na nossa alma.[1]

Consideramos que, nessa visão holística do homem, toda exclusão de pessoas, sentimentos, dinheiro, sexualidade, política, religião, assuntos que não foram falados e resolvidos, podem retornar como uma doença, o câncer, por exemplo.

Nem sempre saberemos a causa daquilo que nos acomete, pois faz parte do mistério da vida, portanto não devemos ficar buscando justificativas para tudo e nos culpando pelas doenças. Porém, a partir do momento em que a doença está conosco, é importante cuidarmos do nosso interior, tratando-a como um despertador para que possamos corrigir a rota e transformar a vida.[6]

A pessoa que está com a doença precisa estar aberta a transformar o modo de viver em todos os aspectos – onde vive, sua dieta, seus relacionamentos.

Segundo Louise Hay, uma das maiores especialistas sobre psicossomática no mundo, o câncer "é provocado por um profundo ressentimento, guardado por longo tempo até ele praticamente começar a comer o seu corpo".[2]

Somente se submeter a uma cirurgia para eliminar a doença, sem eliminar o padrão que a acompanha, pode fazer com que a doença reapareça novamente, porque o paciente inconscientemente recria o mesmo problema, em outro lugar.

Para sermos pessoas saudáveis, precisamos equilibrar o corpo, a mente e o espírito. Essa harmonia precisa ser buscada por todos nós, com uma atitude positiva em relação a nós mesmos, a própria vida e a conexão com a espiritualidade.[5]

Vou explicar como funcionam e qual o processo de olhar e acompanhar o paciente que está com a doença com base em três técnicas holísticas: constelação familiar, floral de Bach e Reiki. Existem outras técnicas, como o thetahealing, com o qual trabalho, ou a barra de access, que funcionam para o mesmo propósito das demais, no entanto, por ainda não fazerem parte do SUS, não abordarei neste capítulo.

Constelação familiar

A constelação familiar foi desenvolvida pelo alemão Bert Hellinger para trabalhar temas do nosso cotidiano: relacionamentos familiares, amorosos, profissionais, questões de saúde, dinheiro etc.

Precisamos entender que cada um de nós faz parte de diversas estruturas e sistemas, começando pelo nosso próprio corpo.

Cada grupo com o qual interagimos faz parte de um sistema integrado, cujas partes se inter-relacionam. Então, por exemplo, somos brasileiros, torcemos para um time de futebol, falamos português, temos diferentes grupos de amigos.

De todos os sistemas de que participamos, o que mais nos influencia é sem dúvida a nossa família.[7] A família é aquele vínculo que não podemos trocar, porque foi a partir dele que a vida chegou até nós e não existe nada mais profundo e especial do que a vida.

A constelação familiar, para que o público leigo, que nunca participou de uma, possa ter uma pequena dimensão de como funciona, diria que pode ser vista como um "teatro" sem roteiro no qual quem procura a terapia escolhe, dentro do grupo terapêutico, uma pessoa para representá-la e outra para representar a questão ou problema. O ambiente e as pessoas presentes no processo geram um campo de energia capaz de revelar o que estava oculto e a partir daí o constelador (terapeuta) faz as intervenções necessárias para o equilíbrio.

O que Bert Hellinger percebeu por meio do fenômeno da constelação é que os processos familiares não ficam exclusivamente no campo familiar, mas são percebidos e estendidos para os campos profissional, amoroso, financeiro, para nossa saúde ou falta dela.

Isso significa que às vezes temos um problema de saúde que achamos que está somente vinculado ao nosso corpo, mas na verdade está vinculado aos nossos ancestrais e a suas questões não resolvidas. Quem assume o problema é a pessoa que está, por amor, colocando-se a serviço de algo maior para que todos do sistema familiar sejam beneficiados e curados. Ela se identifica com a dor do sistema porque algo nela também sente a mesma emoção.[8]

O campo da constelação mostra que existe uma ordem sistêmica que precisa abarcar o amor, ou seja, não é suficiente amar para que todos se sintam bem e em paz com suas vidas. Isso se dá porque existem emaranhados.

Bert Hellinger diz que devemos respeitar as três leis do amor para que o equilíbrio possa ser reestabelecido. São elas:

1ª) **Pertencimento:** todo membro da família tem direito a pertencer ao seu sistema familiar.

2ª) **Hierarquia:** quem vem antes tem prioridade sistêmica, ou seja, os filhos vêm depois dos pais, os pais depois dos avós (pais deles), assim por diante.

3ª) **Equilíbrio:** entre o dar e o receber entre as pessoas. Como as relações e as trocas se estabelecem gera equilíbrio ou desequilíbrio.[9]

E quem pertence a nossa família que devemos considerar na nossa vida?

1. "Nós mesmos, com todos os nossos irmãos e irmãs, mesmo os não nascidos ou falecidos precocemente. E também um gêmeo que tenha sido separado ainda no útero materno".[1]
2. "Nossos pais, incluindo seus parceiros anteriores, juntamente com todos os seus irmãos e irmãs".[1]
3. "Nossos avós, também incluindo seus parceiros".[1]
4. "Às vezes, essa linha ancestral vai ainda além no nosso passado incluindo alguns bisavôs".[1]
5. Devemos incluir, além das pessoas mencionadas acima:
6. "Todas as pessoas que interagiram com alguém da nossa família e tiveram uma perda ou morte por causa de algum familiar nosso".[1]

7. Por exemplo, alguém da nossa família levou vantagem com relação à herança de outra pessoa, apropriando-se da herança indevidamente. Essa pessoa que foi prejudicada faz parte da nossa família. Ou, se alguém da nossa família cometeu assassinato, a vítima do crime deve ser incluída como parte da nossa família também.
8. "Todas as pessoas que direta ou indiretamente têm culpa com relação à morte de algum membro da nossa família".[1]
9. Por exemplo, alguém influenciou na morte de um membro da nossa família. Essa pessoa faz parte da nossa família.
10. "Todos aqueles que possuem culpa com relação à morte de algum membro de nossa família ou causaram danos graves a alguém de nossa família".[1]

Por exemplo, alguém que assassinou alguém da nossa família, o assassino faz parte da nossa família.

O trabalho é realizado individualmente ou em grupo. O cliente/paciente escolhe alguém que irá representá-lo e outra pessoa para representar a sua questão de saúde, por exemplo.

As pessoas escolhidas para serem representantes sentem imediatamente o que está acontecendo na vida do cliente. Muitas vezes fatos até então desconhecidos são revelados e a partir daí existem intervenções para que a ordem e o amor voltem a fluir.

Importante pontuar que a constelação não é um processo terapêutico. Isso significa que, quando termina sua constelação, você não vai conversar com os representantes perguntando o que eles sentiram. O cliente deve deixar o que viu e sentiu ao assistir à sua própria constelação fazer efeito no seu íntimo, no mais profundo da sua alma.

O processo terapêutico pode e deve ser feito depois dela com psicólogos, por exemplo, em outro momento.

Na constelação familiar é possível perceber que muitas vezes o paciente que traz a doença está fazendo um movimento inconsciente de amor ao sistema familiar, trazendo para si a responsabilidade de resolver questões, sentimentos e emoções não solucionadas na sua vida e na da família.

É óbvio que nenhuma pessoa deseja e faz isso conscientemente, e é por isso que a técnica existe, para mostrar as dinâmicas ocultas nas famílias que se manifestam na forma de perdas, fracassos e doenças.

Ao trazer a dinâmica à tona, novas possibilidades se apresentam para que o cliente assim possa escolher um novo caminho.

Nenhuma técnica por si só é capaz de curar ninguém, porque todos nós temos o livre arbítrio, mas o que pude perceber em todos os meus atendimentos é que, a partir do momento em que a verdade das dinâmicas que estavam ocultas vem para a luz, a pessoa pode encontrar uma forma de transformar suas escolhas emocionais, mentais e físicas, trazendo a cura e a libertação da doença do seu campo emocional, mental e físico.

São muitos exemplos possíveis de desequilíbrio que ferem as três leis do amor, e todos esses desequilíbrios podem se manifestar como o câncer ou outras doenças.

Sobre esse assunto, recomendo o livro *A cura*, de Bert Hellinger, que aborda diversos casos de câncer e as histórias dos pacientes. Se você, leitor, tiver a doença, procure um bom constelador para identificar o que pode estar por trás do seu câncer.

Aqui no Brasil, existe o Juiz Sami Storch, juiz de direito da comarca de Itabuna (Bahia), que consegue aproximadamente 90% de resoluções no seu tribunal com a aplicação da constelação familiar.*

Florais de Bach

A terapia floral de Bach foi criada pelo médico inglês Edward Bach há mais de 120 anos e foi reconhecida pela Organização Mundial da Saúde (OMS) em 1983.

Nascido na Inglaterra, em 1886, trabalhou durante muitos anos como médico bacteriologista e patologista. Por um longo tempo questionou a medicina tradicional, perguntando-se por que algumas pessoas ficavam doentes ao serem expostas a um vírus e outras não. Ele acreditava que a medicina tradicional tem um papel muito relevante no corpo físico, mas que a postura emocional da pessoa influenciava o prognóstico.

Ele próprio tinha uma saúde muito frágil, e aos 30 anos foi submetido a uma cirurgia de emergência na qual lhe diagnosticaram um câncer com sobrevida estimada de 3 meses.

Decidiu aproveitar o tempo que lhe restava de vida na natureza e acabou vivendo mais 20 anos enquanto descobria 38 essências florais, superando o prazo dado pelos médicos após utilizar as essências florais em si mesmo.[3]

Ele foi um homem à frente do seu tempo ao perceber que a doença é o conflito entre alma e mente. Qualquer esforço de olhar apenas para o corpo só cuida do efeito, e não daquilo que provocou a doença.

Para ele, o sofrimento e a doença podem abrir nossos olhos para o que estava oculto dentro de nós e que precisamos, com amorosidade, integrar.

Cada um dos florais desenvolvidos por ele nos ajuda, em um momento da nossa vida, a iluminar o que estava escondido, desbloquear emoções, traumas e desenvolver virtudes.

Os florais são feitos à base de flores, arbustos, árvores e plantas. Podem ser utilizados por bebês, adultos e crianças. E, diferentemente dos remédios da medicina tradicional, o floral não é linearmente oferecido para vários pacientes. Ele é personalizado, feito para cada pessoa, de acordo com suas necessidades específicas.

Eles podem contribuir, no caso de pacientes oncológicos, para a redução dos sintomas do tratamento, além de ajudar no processamento das emoções, sentimentos e pensamentos. Os florais não interagem com os quimioterápicos e podem ser feitos em formulações não alcoólicas.

---

* Você pode saber mais sobre o assunto nas matérias a seguir:

- Ribeiro M. "Consegui 100% de conciliações usando uma técnica terapêutica alemã", afirma juiz baiano. Época, 8/12/2014. Disponível em: https://epoca.globo.com/vida/noticia/2014/12/consegui-b100-de-conciliacoesb-usando-uma-tecnica-terapeutica--alema-afirma-juiz-baiano.html.
- Declercq M. Constelação familiar no Judiciário: pseudociência ou humanização? UOL, 11/2/2020. Disponível em: https://tab.uol.com.br/noticias/redacao/2020/02/11/constelacao-familiar-pseudociencia-ou-humanizacao-do-judiciario.htm.
- https://globoplay.globo.com/v/5868899/

Sobre esse assunto recomendo o livro *Cura-te a ti mesmo,* do Dr. Edward Bach, que explica mais profundamente o desenvolvimento de qualidades positivas no nosso ser para curarmos a nós mesmos.

Reiki

O Reiki é uma arte milenar japonesa de cura pela imposição das mãos, criado pelo Sensei Mikao Usui em 1900.

A palavra ReiKi é formada por dois ideogramas:

- **Rei:** que expressa a energia universal vital inesgotável e ilimitada.
- **Ki:** que constitui uma parte desta energia, nossa força vital pessoal.

Todos nós temos uma quantidade de "Ki" no nosso corpo físico, mental e emocional.

Essa energia vital se desgasta com as tensões e bloqueios mentais, emocionais e físicos que passamos nas nossas vidas e o desgaste pode nos adoecer.

Como existe uma quantidade de energia "Ki" ilimitada no universo, a aplicação do Reiki resumidamente é o redirecionamento dessa energia do universo para a pessoa que a recebe. Ela flui através das mãos e da intenção do curador com o objetivo de reestabelecer o bem-estar e a saúde do paciente.

Na cultura chinesa o "Ki" é chamado de "Chi"; para os hindus de Prana, para os cristãos de luz etc.

A terapia Reiki trabalha em nosso ser em quatro níveis: físico, emocional, mental e espiritual.[11]

No nível **físico**, libera sintomas como desconfortos musculares, dores. Algumas toxinas podem ser expelidas pelo organismo também durante o processo.

No nível **emocional**, trabalha nas emoções reprimidas, como raiva, tristeza, medo, mágoas.

No nível **mental**, purifica velhas formas de pensamentos e crenças enraizadas.

No nível **espiritual**, trabalha nas convicções e na fé, podendo ajudar a pessoa a se reconectar com algo maior. Importante mencionar que, apesar de o nível espiritual ser considerado na terapia, o Reiki não é um sistema religioso. E você pode recebê-lo independentemente da sua crença e fé.

Você não precisa saber como essa energia funciona para se beneficiar; basta estar com o coração aberto para recebê-la, pois ela está disponível para todos os seres humanos, e recebê-la eleva sua frequência e libera tensões.

No tratamento do paciente com câncer é extremamente benéfico o recebimento de Reiki, pois ajuda a liberar os efeitos colaterais da quimioterapia e a reestabelecer a energia vital, que fica extremamente abalada.

O Reiki trabalha nos sete chakras, que são os centros energéticos do nosso corpo localizados ao longo da nossa coluna vertebral. Cada chakra representa tanto o órgão em que está localizado quanto as emoções que são relacionadas a ele.

O primeiro chakra, chamado de **chakra básico**, fica localizado na base da nossa coluna e trabalha nossa sobrevivência. Quando está em desequilíbrio, sentimos falta de estrutura, medo de não termos casa, trabalho e dinheiro. Pode gerar problemas de falta de vitalidade e desânimo de viver. Em equilíbrio, sentimos energia para buscar tudo o que precisamos para a nossa sobrevivência, base e força para vida.

O segundo chakra é chamado de **chakra sexual** e fica localizado nos órgãos sexuais. Quando em desequilíbrio, não conseguimos nos relacionar bem com as outras pessoas e com nós mesmos. Em equilíbrio, sentimos harmonia na vida, criamos bons vínculos e autoconfiança.

O terceiro chakra é chamado de **chakra umbilical** e fica nos órgãos do sistema digestório, fígado, estômago, intestino, baço e pâncreas. Quando em desequilíbrio, temos tendência à vitimização, descontrole, compulsões diversas e obsessivas. Em equilíbrio, sentimos muito poder pessoal, gratidão e coragem.

O quarto chakra é **chakra cardíaco** e fica localizado no sistema cardiorrespiratório. Quando em desequilíbrio, ficamos apegados e materialistas, com a sensação de abandono, de que a vida não tem graça. Em equilíbrio, sentimos compaixão, intuição e discernimento.

O quinto chakra é o **chakra laríngeo** e fica localizado na garganta. Em desequilíbrio, não conseguimos nos expressar, seja por voz, escrita ou artes, reprimimos os sentimentos e procrastinamos os projetos. Em equilíbrio, temos a capacidade de materialização dos nossos sonhos.

O sexto chakra é o **chakra pineal** e fica localizado na glândula pineal, entre as sobrancelhas. Em desequilíbrio, não conseguimos organizar as ideias, sentimos muita confusão mental e excesso de pensamentos. Em equilíbrio, sentimos muita intuição e clareza.

O sétimo e último chakra é o **chakra coronário** e fica localizado no topo da nossa cabeça. Em desequilíbrio, ficamos incrédulos, sem consciência da divindade da criação de tudo que existe. Em equilíbrio, estamos conectados com nosso propósito de vida e com o sentido de que existe algo maior que nós.

Para o bom funcionamento de nossa saúde e bem-estar, devemos estar com os sete chakras em equilíbrio e com a nossa energia vital fluindo em todos eles, sem bloqueios.

As doenças são bloqueios nos nossos corpos mental, físico, energético e espiritual. O Reiki possibilita, pelo fluxo de energia das mãos para cada um desses pontos energéticos, que os chakras sejam desbloqueados e que o equilíbrio se restabeleça, gerando saúde na nossa vida.

Sobre esse assunto, recomendo o livro *Mãos de luz,* que explica mais profundamente a utilização da imposição das mãos para curar.[4]

Considerações finais

Todos nós carregamos desequilíbrios no nosso corpo, mente e espírito e precisamos aprender com amor a nos libertarmos das escolhas do passado, aprovando nosso jeito de ser e enchendo nossa vida com alegria.

É importante que a pessoa que busque as terapias holísticas no tratamento do câncer ou qualquer outra doença esteja aberta para uma investigação profunda nos seus sentimentos e emoções até o momento em que percebeu o desenvolvimento da doença.[10]

Como dito no começo do texto, com a citação de Bert Hellinger, a cura segue o mesmo caminho da doença: ela começa no nosso íntimo e passa para o corpo.

Além de todos os fatores mentais, emocionais e espirituais que citei anteriormente, existem fatores ambientais e de estilo de vida que podem influenciar sua saúde.

Mantenha hábitos saudáveis, alimente-se bem, beba muita água, procure passar algum tempo na natureza, tome sol (se estiver fazendo quimioterapia, consulte o seu oncologista, pois o sol pode causar queimaduras nesses casos), durma bem e cerque-se de pessoas positivas.

E de maneira nenhuma deixe de fazer o tratamento convencional prescrito pelo médico. Procure terapeutas holísticos qualificados para o seu acompanhamento complementar.

Quando conseguimos olhar sem julgamento para tudo que estamos passando, sem a necessidade de excluir nada do que nos aconteceu, podemos dizer que o processo de cura já se iniciou.

Referências

1. Hellinger B. A cura. Editora Atman; 2007.
2. Hay LL. Cure seu corpo: as causas mentais dos males físicos e o modo metafísico de combatê-los. Rio de Janeiro: BestSeller; 2004.
3. Bach E. Cura-te a ti mesmo. São Paulo: Pensamento; 2014.
4. Brennan, LB. Mãos de luz: um guia para a cura através do campo de energia humano. São Paulo: Pensamento; 2000.
5. Candido P, Gimenes JB. Poder extrafísico: o guia definitivo para bloquear a energia de pessoas negativas, acabar com a exaustão mental e ativar a sua verdadeira proteção energética. Editora Luz da Serra, 2018.
6. Hay LL. Você pode curar sua vida: como despertar ideias positivas, superar doenças e viver plenamente. Rio de Janeiro: BestSeller; 1992.
7. Hellinger S. A própria felicidade 1 e 2. Editora Tagore; 2019.
8. Hellinger B. A simetria oculta do amor. São Paulo: Cultrix; 1999.
9. Hellinger B. Ordens do amor: um guia para o trabalho das constelações familiares. São Paulo: Cultrix; 2011.
10. Stibal V. Doenças e desordens: Thetahealing. São Paulo: Madras; 2019.
11. Livro não formal: Apostila de formação Reiki com a Mestra Rosana.

Capítulo 16

A Pele e as Terapias contra o Câncer

Aldo Toschi

"Vaidade e autoestima
[...] cabelos negros e um vestido azul, de frente à penteadeira,
bonita apenas pelo fato de ser mulher..."
Clarice Lispector

A vida antes e após o diagnóstico de um câncer

O indivíduo acometido pelo câncer é, até o minuto que antecede o diagnóstico da doença, uma pessoa comum, mais ou menos ansiosa, mais ou menos depressiva, vaidosa ou desprendida de vaidade, materialista ou espiritualizada. Religiosa ou agnóstica. Essas características de personalidade irão determinar o grau de impacto e o tipo de reação demonstrados durante a jornada que virá.

O diagnóstico de um câncer sempre vem acompanhado por uma sensação de ruptura, ansiedade e medo. Ruptura com os hábitos e rotinas cotidianas, com o trabalho, a produtividade e, consequentemente, com a independência financeira. Risco de rupturas nos relacionamentos pessoais e afetivos.[1] Ansiedade pelos efeitos e resultados dos tratamentos. Medo do isolamento, da solidão e do risco de morte.

De acordo com a personalidade e as crenças de cada um, podemos esperar reações muito peculiares. Naquilo que tange à imagem corporal, a doença pode trazer emagrecimento repentino e um aspecto debilitado e pálido a quem era gordinho ou tinha peso normal. Certamente, esse emagrecimento virá acompanhado do aumento da flacidez e de rugas na pele.

Os tratamentos cirúrgico e quimioterápico podem acentuar ainda essa perda de peso por meio da perda da massa muscular, determinando fadiga e cansaço, ou fazer que haja ganho de quilos.

A terapia de bloqueio hormonal reduz sensivelmente a produção do estrogênio, hormônio da jovialidade, antecipando a menopausa em mulheres ainda jovens que terão que lidar com manchas na pele, acne, seborreia, queda de cabelos, aumento de pelos e de gordura corporal.

Lidar com todas essas transformações não é simples para ninguém e muito menos fácil para quem sempre foi extremamente exigente com a silhueta corporal, pratica esportes e vive num ambiente social onde se valoriza, exageradamente, a aparência física.

De doença grave e potencialmente mortal, com o diagnóstico precoce e as inovações medicinais, o câncer tornou-se uma doença crônica para muitos pacientes. A adaptação a essa nova realidade pode ser difícil a alguém que já tenha tendências depressivas.

O câncer da própria pele

"O rosto é o espelho da alma."
Cícero

O mais prevalente câncer entre os seres humanos não é o mais letal (Figura 16.1). Os índices de cura dos cânceres cutâneos, não melanoma, chega a 98% quando detectados precocemente. Os carcinomas baso e espinocelulares são os mais frequentes, e em 2020 foram relatados 180 mil novos casos de câncer de pele pelo Instituto Nacional de Câncer (Inca). Provavelmente esses números estão subdimensionados, uma vez que muitos casos são resolvidos plenamente em consultórios e clínicas, sem notificação oficial.

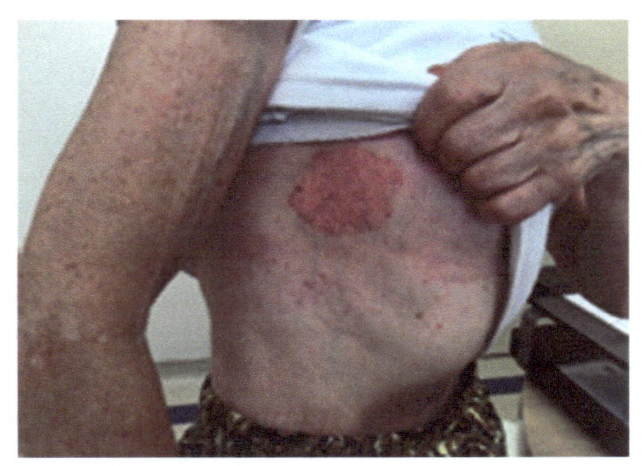

Figura 16.1. Carcinoma basocelular superficial.
Fonte: Acervo da autoria do capítulo.

O melanoma é tumor normalmente manifestado como ou sobre uma pinta ou sarda escura preexistente, de surgimento ou crescimento repentino. Esse câncer, mais agressivo, pode ter evolução diferente; gerar metástases para o cérebro, pulmões, fígado e ossos, levando à morte pessoas jovens em plena atividade.

Além dos carcinomas e melanomas, a pele pode sediar tumores raros e agressivos, como sarcomas e linfomas cutâneos, que se apresentam como nódulos e manchas descamativas pelo corpo. Seu diagnóstico precoce é determinante para o tratamento correto e o aumento da sobrevida desses pacientes.

Há, entretanto, um enorme impacto sobre a autoestima na presença de um tumor que surja ou deixe uma cicatriz inesperada ou deformidades no nariz, na boca, orelhas, pálpebras ou mesmo no colo de uma pessoa jovem e vaidosa.

O câncer de mama

Mais prevalente entre as mulheres, o câncer da mama talvez seja o mais impactante por causa da sua associação com a feminilidade e a sexualidade na cultura contemporânea, que as supervaloriza nos decotes exibidos por mulheres belas, bem-sucedidas e atraentes. Além disso, simbolizam a fertilidade, a maternidade e o aleitamento, situações esperadas e valorizadas pela sociedade que influenciam o desenvolvimento e a formação da identidade corporal e a autoestima da mulher.

A adoção da reconstrução mamária, tão precocemente quanto possível, provou ser segura para o tratamento oncológico e ter baixos índices de complicações quando realizada logo após a mastectomia, e foi uma das grandes conquistas em prol da manutenção da estética corporal e da autoestima em mulheres que, no passado, conviviam com seus corpos mutilados por vários anos após o diagnóstico de câncer de mama.[2,1]

A perda dos cabelos

"Nem dez parelhas de bois nos puxam com a mesma força com que o fazem os cabelos de uma mulher."
H. W. Longfellow

Todos já ouvimos falar que "os cabelos são a moldura do rosto". A perda dos cabelos, cílios e sobrancelhas advinda da quimioterapia traz o apagamento de linhas de definição facial[3] e certa perda da identidade e da autoestima. Em nossa vivência pessoal, de quase três décadas atendendo pacientes calvas por tratamentos quimioterápicos, é difícil lembrar de alguma paciente que não estivesse usando algum recurso cosmético para embelezar as sobrancelhas e pálpebras. Muitas pacientes recorrem rapidamente à micropigmentação das sobrancelhas, até mesmo antes de iniciar a quimioterapia.

Estudo realizado por Teixeira e Melo concluiu que voluntárias declararam ter vontade de aprender a se automaquiar e que se sentiram mais bonitas após a realização da maquiagem. Relataram também que a maquiagem as influenciou positivamente na autoestima durante o tratamento contra o câncer de mama. As autoras fotografaram cinco mulheres antes e após maquiagem, e as fotos do estudo mostram expressões de alegria e autoconfiança.[3]

Os cientistas do Centro de Pesquisas Oncológicas (CEPON) realizaram um estudo no qual foi aplicado um teste para avaliação da imagem corporal chamado *Body Image After Brest Cancer* (imagem corporal após o câncer de mama) e a escala de Rosemberg* para avaliação da autoestima. Praticada como um "tratamento" de 60 minutos, duas vezes por semana por 12 semanas, a dança do ventre comprovou a melhora da imagem corporal de mulheres submetidas a cirurgia para câncer de mama em relação a um grupo-controle que não praticou esse exercício físico. O mesmo não ocorreu com a autoestima, o que prova que o exercício físico pode não alterar o psiquismo nessas pacientes.[4]

---

* A escala da autoestima Rosenberg tem o nome do seu criador, Morris Rosenberg, um professor e doutor em sociologia que passou vários anos da sua vida estudando a autoestima e o autoconceito. Ele apresentou a proposta inicial da escala em seu livro: *A sociedade e a autoestima do adolescente.*

Efeitos negativos para a pele e reações colaterais mais frequentes

– *De acordo com a região afetada*

Na epiderme:

- **Intertrigo:** inflamação de dobras de pele (axilas, virilha, sulcos inframamários e dobras do abdômen). Ocorrem em função da umidade exagerada, proliferação desproporcional da epiderme e colonização de bactérias e fungos.
- **Inflamação de ceratoses:** (alterações do relevo superficial da pele; normalmente encontradas pela aspereza, crostas e verrucosidades) preexistentes. Do mesmo modo, a pele se multiplica irregularmente e, por alterações imunológicas, bactérias costumam causar microinfecções e inflamação de verrugas benignas.
- **Hipercromias:** a proliferação tecidual e a atividade hormonal alterada podem causar escurecimento da pele. Outro mecanismo de pigmentação é a ação tóxica direta, de certos fármacos químio e imunoterápicos, difusamente ou localizada. O mecanismo exato ainda é desconhecido e as manchas desaparecem meses ou anos após a descontinuação do tratamento.

Alterações da derme e colágeno:

- **Autoimunes:** inflamações tipo lúpus eritematoso subagudo, reações esclerodermoides (placas endurecidas e avermelhadas) ou ainda mais profundas (acometendo pele e músculos) podem surgir em pacientes já portadores de doenças autoimunes ou ocorrer por uso de medicamentos quimioterápicos como 5-fluorouracil, bleomicina, hidroxiureia e taxanos.

Úlceras de membros inferiores podem surgir com o uso de hidroxiureia, metotrexate, cisplatina, gencitabina e rituximab.*

Alterações nas mucosas:

- **Estomatites:** muito comuns, as estomatites acontecem pela ação tóxica de medicamentos quimioterápicos associados ou não à proliferação de fungos do gênero cândida (por imunossupressão crônica). Podem ocorrer ulcerações dolorosas parecidas com aftas.

Alterações dos anexos da pele (pelos e glândulas):

- **Alopecia:** queda e/ou afinamento dos cabelos.
- **Tricomegalia:** crescimento excessivo dos cílios.
- **Anelamento dos cabelos.**
- **Alterações ungueais, sub e periungueais:** espessamento e escurecimento das unhas, dos leitos ungueais e das bordas laterais às unhas.
- **Eritema acral:** avermelhamento e inchaço de extremidades (mãos e pés).
- **Erupção acneiforme:** lesões parecidas com espinhas internas (acne) que podem ocorrer tanto pela estimulação exagerada das glândulas sebáceas ou somente pelo fechamento dos poros, com retenção do sebo produzido pelas glândulas.
- **Hidradenite écrina neutrofílica e siringometaplasia escamosa**: alterações semelhantes às acneiformes, porém ocorrem nas glândulas sudoríparas da face e tronco, caracterizando um aspecto semelhante às brotoejas vistas em crianças.

Alterações vasculares:

- ***Flushing:*** é o avermelhamento temporário da face, do pescoço, do tórax superior, das orelhas e até do abdômen. Ocorre dilatação transitória de vasos cutâneos pela ação de substâncias circulantes que atuam na parede vascu-

---

* Trata-se de medicamentos quimioterápicos utilizados para o tratamento de alguns tipos de câncer.

lar e, também, como uma reação chamada disautonomia (descontrole do sistema nervoso autônomo, que controla vasos e glândulas sudoríparas), causando também a produção de sudorese (*flushing* úmido).

- **Alterações vasomotoras:** ocorrem pela ação direta sobre as fibras musculares de pequenas artérias ou sobre fibras nervosas. É possível haver manifestação de livedo reticular (espasmo de vasos sanguíneos), ulcerações com necrose (morte celular) em extremidades de mãos e pés, os quais podem ser desencadeados por medicamentos como a bleomicina e a cisplatina.
  1. **Reações fototóxicas ou fotoalérgicas:** medicamentos quimioterápicos, hormônios ou imunoterápicos podem causar reações adversas por meio da ativação de resposta inflamatória pela luz ultravioleta. A fototoxicidade causada por dacarbazina, fluoropirimidinas e vimblastina é bastante frequente, daí a necessidade de evitar a exposição à luz solar durante os tratamentos quimioterápicos (saiba mais em "Fotoproteção").
  2. **Reações de hipersensibilidade:** em teoria, todos os quimioterápicos podem originar erupções de hipersensibilidade.

A maioria das reações de hipersensibilidade surge como urticária, coceira difusa, edema de boca, garganta e anafilaxia. São reações que surgem na primeira semana seguinte ao uso do fármaco, podendo aparecer em até 24 horas após o seu uso.

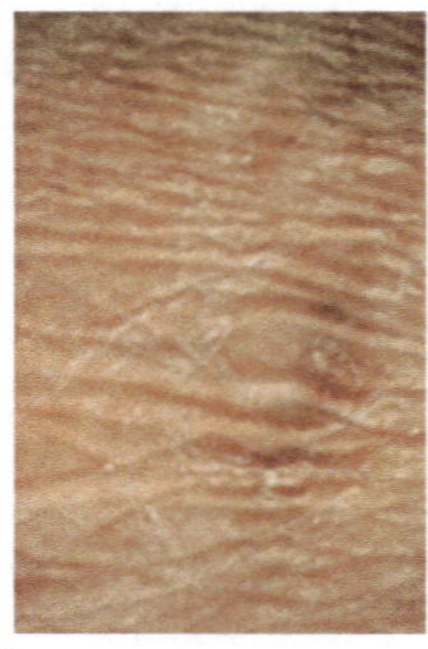

Figura 16.2. Pele seca com desidratação intensa.

Fonte: Acervo da autoria do capítulo.

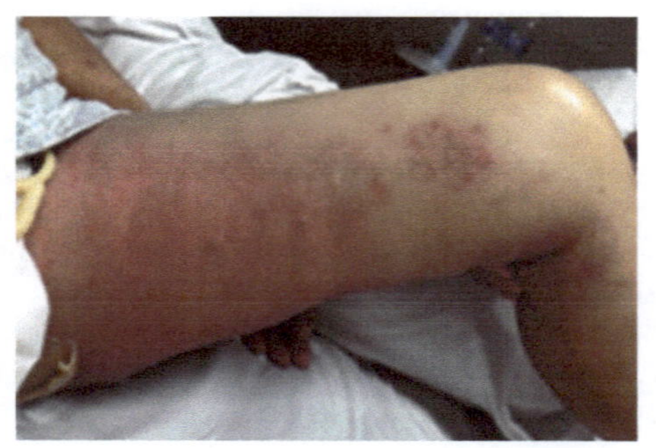

Figura 16.3. Reação eczematosa tipo numular em paciente imunossuprimida – infecção secundária e septicemia.

Fonte: Acervo da autoria do capítulo.

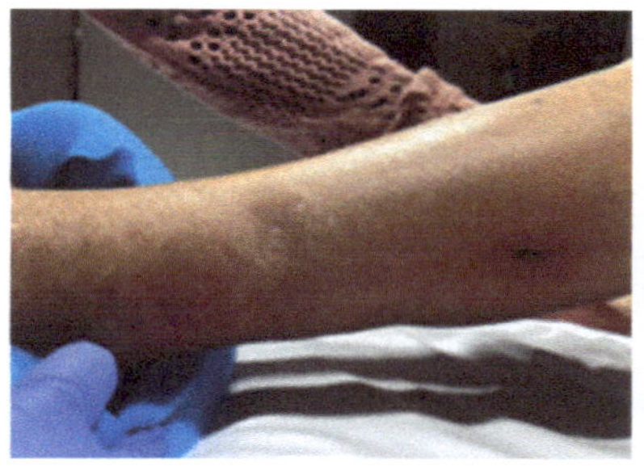
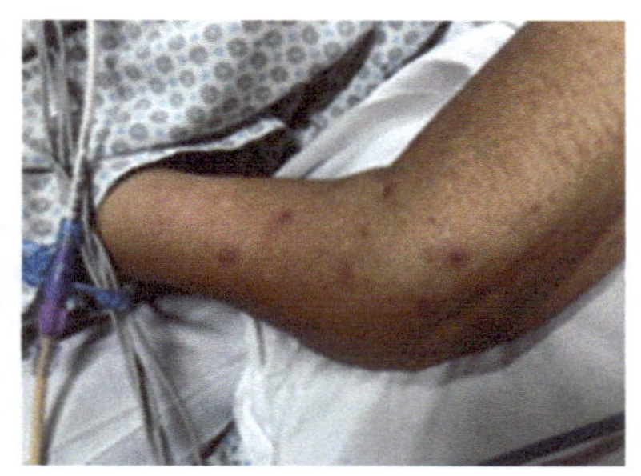

Figura 16.4. Pequenas ulcerações de perna e braços secundárias a vasculite alérgica por medicamentos.
Fonte: Acervo da autoria do capítulo.

Dermatoses diversas correlatas

Edema das pálpebras tem sido descrito com medicamentos como a gencitabina ou pela alteração renal e cardíaca de vários quimioterápicos, corticoides e antibióticos utilizados.

Toxicidade cutânea associada aos antirreceptores do fator de crescimento epidérmico/inibidores da tirosinoquinase (EGFR/TKi).

Vários medicamentos modernos chamados imunobiológicos (panitumumab, cetuximab, erlotinibe e gefitinibe) têm como efeitos colaterais frequentes alterações do crescimento e da textura capilares, paroníquia (inflamação das bordas ungueais) com ou sem infecção secundária ou formação de granuloma piogênico, asteatose (ressecamento da pele) difusa, descamação cutânea e blefarite (descamação de cílios e pálpebras).

A manifestação mais característica e intensa é uma erupção acneiforme (semelhante à espinha que não acomete glândulas sebáceas) que ocorrem na cabeça, no pescoço, na porção central do tórax e no dorso, a qual posteriormente se dissemina. A erupção é dose-dependente, mas a duração não se relaciona com a duração do tratamento.

Cuidados com a pele durante o tratamento contra o câncer

Apesar de muito se falar sobre cuidados e rotinas diárias para a pele, as pessoas ainda apresentam conceitos errados e dúvidas frequentes com relação a questões simples. Elas devem ser aplicadas independentemente do uso de tratamentos para o câncer, e nessa situação os cuidados devem ser dobrados.

A correta sequência de cuidados com a pele a ser seguida é a seguinte:

- **Limpar:** preferir sabões e géis de limpeza neutros, sem ácidos e com pH estabilizado. As orelhas e áreas mais oleosas da face (zona "T" facial) contêm maior quantidade de glândulas sebáceas e devem ser limpas com regularidade e maior intensidade que as áreas secas (ao redor dos olhos e maçãs do rosto).
- **Tonificar:** para a tonificação, utilizam-se ativos que normalmente têm ação adstringente (causam fechamento dos poros). São mais indicados para pessoas ou para as áreas cutâneas mais oleosas. Deve preceder a hidratação.

- **Hidratar:** atenção especial a este tópico. Os hidratantes são dotados de ativos que permeiam mais profundamente a epiderme, criando um efeito "selante" ou oclusivo que impede a perda de água pela pele e mantém a derme superficial e a epiderme mais hidratada.

Devem ser evitados produtos excessivamente oleosos ou perfumados por interagirem com as glândulas sebáceas e com células de defesa imune da pele, causando reações do tipo acne ou alergias.

- **Nutrir ou tratar:** esse é o momento ideal para a aplicação de cremes nutritivos (nas peles saudáveis) ou medicamentosos, prescritos pelo dermatologista, nas condições de doenças crônicas ou agudas.

Os ativos utilizados podem ser cosméticos* ou medicamentos farmacêuticos (aqui podem ser usados hormônios, ácidos, vitaminas, antibióticos e anti-inflamatórios), atuam mais intensamente sobre a pele já limpa e hidratada previamente.

- **Proteger:** essa é a última etapa a ser seguida numa rotina de cuidados diários. O uso diário de filtro solar é fundamental para evitarmos as reações de fotoalergia e fotossensibilidade que determinam alergias e manchas escuras na pele, mesmo em pessoas mais claras.

Preconizamos o uso intensivo de fotoproteção de barreira mecânica (roupas de manga comprida, chapéus e óculos escuros com lentes de boa procedência para proteção UVA e UVB) associada a filtros solares (aqueles compostos por pós de zinco e titânio, isentos de perfumes e conservantes), chamados de barreira física, que não interagem quimicamente com a pele, reduzindo o risco de alergias.

Quais são os tratamentos estéticos que podem ser feitos por pacientes em tratamento contra o câncer?

Há grande interesse por parte de pacientes que já venceram as primeiras etapas do tratamento, mediante cirurgia, químio e/ou radioterapia, em busca de corrigir os problemas estéticos sofridos. Assim sendo, vamos elencar os tratamentos e problemas mais solicitados em nossa prática clínica ao longo de muitos anos.

- **Tratamentos para calvície:** com loções e vitaminas para acelerar o crescimento capilar. A maioria das calvícies determinadas por quimioterapia é chamada de eflúvio anágeno e é reversível com a suspensão do tratamento quimioterápico. Exceção feita àqueles pacientes que já apresentavam calvície prévia ou entraram em menopausa precoce e têm tendência à calvície androgenética (aquela causada por redução de estrógeno e aumento de influência androgênica). Esses pacientes muitas vezes não poderão receber hormônios

* Segundo a Agência Nacional de Vigilância Sanitária (Anvisa), são produtos para uso externo, destinados à proteção ou ao embelezamento das diferentes partes do corpo, tais como pós faciais, talcos, cremes de beleza, cremes para as mãos e similares, máscaras faciais, loções de beleza, soluções leitosas, cremosas e adstringentes, loções para as mãos, bases de maquilagem e óleos cosméticos, ruges, *blushes*, batons, lápis labiais, preparados antissolares, bronzeadores e simulatórios, rímeis, sombras, delineadores, tinturas capilares, agentes clareadores de cabelos, preparados para ondular e para alisar cabelos, fixadores de cabelos, laquês, brilhantinas e similares, loções capilares, depilatórios e epilatórios, preparados para unhas e outros *(Art. 3º, Inciso IV, da Lei Federal n. 6.360/76)*. Conforme o grau de risco à saúde: grau I (produtos) e grau II (produto com registro).

e deverão ser submetidos a tratamentos com medicamentos estimuladores do crescimento capilar, *lasers* e até transplante capilar.

- **Toxina botulínica:** tem sido utilizada em pacientes que apresentam dor neuropática periférica determinada por quimioterapia e sequelas cirúrgicas pós-mutilações pós-operatórias.[5] O uso dessa substância para redução da contração muscular que leva a rugas de expressão está consagrado entre os médicos há 25 anos, e somente o contraindicamos em caso de supressão da imunidade e/ou ferimentos contaminados na pele da área a ser tratada. Em geral, os resultados são surpreendentes no tangente à melhora da autoimagem e autoestima.[6]
- ***Peelings* ou esfoliação facial com limpeza de pele:** de modo análogo ao uso da toxina botulínica, esses recursos podem ser indicados pelo dermatologista tão logo os exames não mostrem supressão da imunidade e se a pele não se apresentar irritada, vermelha e descamativa. Nesses casos esses tratamentos devem ser evitados.
- **Ceras ou cremes depilatórios para depilação facial ou de áreas íntimas:** pacientes de pele escura que ainda estão em tratamento com hormonoterapia ou medicamentos alvo para certos cânceres devem evitar esses procedimentos, que escurecem e podem acentuar manchas. Sempre é aconselhável manter a fotoproteção e optar por não utilizar esses recursos. O uso de lâminas de barbear sobre a pele bem protegida por um creme emoliente de barbear pode machucar e escurecer menos a pele que o arrancamento dos pelos por ceras.
- **Luz intensa pulsada para depilação ou tratamento de estrias:** esses recursos podem ser utilizados em pacientes de pele clara e que não tenham aumentada sensibilidade à luz solar. Pacientes morenos e negros devem evitar seu uso pelo alto risco de manchas acastanhadas na pele.
- ***Lasers* de Neodímio-Yag, Alexandrite e Corante Pulsado:** podem ser utilizados para tratar manchas faciais e pelos, foliculites, clareamento de regiões íntimas e erupções acneiformes.
- ***Lasers* de Co_2 (gás carbônico):** para rejuvenescimento facial e clareamento íntimo, são desaconselhados por serem ablativos (agredirem a epiderme) e poderem aumentar o risco de manchas, chamadas hipercromia inflamatória.
- ***Laser* para tratamento do ressecamento e perda da elasticidade vaginal:** muito frequentes em mulheres submetidas ao uso de fármacos androgênicos que desenvolvem atrofia vulvovaginal, os *lasers* de Erbium Yag 2940 nm em pulsos extralongos, subablativos, podem restituir a hidratação e a elasticidade perdida em pacientes que não apresentem infecções fúngicas ou bacterianas ativas e tenham exame de Papanicolau e colposcopia normais.
- **Preenchimentos ou bioestimuladores faciais ou corporais:** esses tratamentos devem ser evitados em qualquer paciente hematológico que sofreu transplante de medula. Já em pacientes que venceram outros tipos de câncer e que estejam em condições físicas e imunológicas adequadas, podem ser realizados guardando todos os recursos de higiene e assepsia por parte da equipe médica.

- **Lipoaspiração e cirurgias plásticas mais complexas:** do mesmo modo que os preenchedores, qualquer procedimento cirúrgico mais invasivo deve ser planejado meticulosamente entre os médicos envolvidos. Fundamentalmente, os estados nutricional e imunológico devem ser excelentes a fim de garantir recuperação rápida e satisfatória.

Dúvidas frequentes

P: Com que frequência devo lavar a pele?
R: Ao final do dia, para quem tem pele mais seca, e duas vezes ao dia (manhã e ao final do dia), para aquelas pessoas com peles mais oleosas.

P: Preciso reaplicar o filtro solar após o almoço?
R: Sim; se você não tem pele morena (tipo III ou maior*), vive em local de muita insolação e se expõe ao sol com frequência, deve aplicar o filtro solar antes de sair do trabalho para almoçar.

P: Preciso usar filtro solar em dias nublados? Hoje não fez sol!
R: O filtro o protegerá das radiações UVA e UVB, que estão presentes mesmo em dias nublados. Lembre-se de que até o mormaço pode trazer queimaduras!

P: Por que não posso fazer a cutícula e machucar o braço onde removeram gânglios linfáticos?
R: Porque esses gânglios continham um grande número de células de defesa que ajudavam a combater infecções.

---

* Os fototipos de pele de acordo com classificação de Fitzpatrick vão de I a VI, respectivamente das peles mais claras (fototipo I) para as mais escuras (fototipo VI).

Referências

1. Oliveira, Corrêa, Weiss, Baquião, Carvalho, Grincenkov, Carvalho. Câncer de mama e imagem corporal: impacto dos tratamentos no olhar de mulheres mastectomizadas. Saúde e Pesquisa. 2019 Sep/Dec;12(3):451-62. e-ISSN 2176-9206.
2. Paillocher N, Florczak AS, Richard M, Classe JM, Oger AS, Raro P, et al. Evaluation of mastectomy with immediate autologous latissimus dorsi breast reconstruction following neoadjuvant chemotherapy and radiation therapy: a single institution study of 111 cases of invasive breast carcinoma. Eur J Surg Oncol. 2016 Jul;42(7):949-55.
3. Teixeira FR, Melo VE. O impacto da maquiagem na autoestima de mulheres com câncer de mama. Disponível em: http://www.riuni.unisul.br/bitstream/handle/12345/7740/Artigo%20Final.pdf?sequence=1&isAllowed=y (acesso 15 nov 2020).
4. Carminatti M et al. Efeito da dança do ventre na imagem corporal e autoestima de mulheres com câncer de mama: estudo piloto. Rev Bras Med Esporte [online]. 2019;25(6):464-8. Epub Nov 11, 2019. ISSN 1806-9940. Disponível em: http://dx.doi.org/10.1590/1517-869220192506220067.
5. Reyes-Long S, Alfaro-Rodríguez A, Cortes-Altamirano JL, LaraPadilla E, Herrera-Maria E, Romero-Morelos P, et al. The mechanisms of action of botulinum toxin type A in nociceptive and neuropathic pathways in cancer pain. Curr Med Chem. 2020 Aug 5. doi:10.2174/0929867327666200806105024. Epub ahead of print. PMID: 32767912.
6. Petrie T, Moore F. Facial treatment with botulinum toxin improves attractiveness rated by self and others, and psychological well-being. Dermatol Surg. 2017 Dec;43(Suppl.3):S322-S328. doi:10.1097/DSS.0000000000001401. PMID: 33065956.

7. Criado PR, Brandt HRC, Moure ERD, Pereira GLS, Sanches JA Jr. Reações tegumentares adversas relacionadas aos agentes antineoplásicos – parte II. An Bras Dermatol. 2010;85(5):591-608.
8. Disponível em: http://www.cvs.saude.sp.gov.br/apresentacao.asp?te_codigo=4 (acesso em 28 nov 2020).
9. Governo do Estado de São Paulo. Secretaria Estadual da Saúde. Centro de Vigilância Sanitária. Disponível em: http://www.cvs.saude.sp.gov.br/up/Registro%20de%20cosm%C3%A9ticos%20Curso%20BPF%20SP.pdf (acesso em 28 nov 2020).

Capítulo 17

A Saúde Íntima da Paciente Oncológica e o Controle dos Efeitos da Menopausa

Cristina Bianchi

"A melhor maneira de ser feliz é contribuir para a felicidade dos outros."
Confúcio

Comecei o tratamento oncológico e não consigo mais ter relação sexual. E agora?

Uma história real

"Descobri o câncer de mama aos 28 anos, quando ainda amamentava minha segunda filha, na época, com 8 meses. Perdi o chão, meu mundo parou – Como assim, câncer? Não tenho nem 30 anos! Foram pelo menos 15 dias negociando com Deus para criar forças para, então, procurar o tratamento. Rapidamente fui encaminhada para a cirurgia, precisei desmamar minha pequena, meu marido me deu todo o suporte, cuidou das nossas filhas com todo o carinho e amor.

Após a recuperação dos procedimentos cirúrgicos – iniciei a quimioterapia e os remédios que me levariam à menopausa precoce... e agora, além de tudo, ainda precisava conviver com os sintomas da menopausa –, tive e ainda tenho calorões, insônia, irritação; após alguns meses do início do tratamento, percebi que minha vida, minha rotina fora do hospital, tinha que continuar. Assumi novamente minhas funções nos cuidados com as meninas, procurei fazer cursos, porém, quando decidi retomar minha vida pessoal e íntima com meu marido, não consegui... Sentia muita dor, dor que aumentava a cada tentativa de manter relação sexual, não entendia o que estava acontecendo, me sentia culpada e frágil. Durante dois anos, tentamos de tudo, porém, a cada tentativa, mais dor e frustração. Como ninguém me alertou sobre isso?

Até que finalmente conheci uma médica, por indicação, que olhou para mim e disse: "Eu te prometo que você vai melhorar, temos tratamentos para que você consiga recuperar sua vida íntima e sexual". As lágrimas rolaram sem eu perceber. Fui submetida a sessões de laser *vaginal, orientada a fazer exercícios com dilatadores vaginais, realizei aplicação de botox na vagina, mais um tratamento que não foi fácil, mas que fiz por mim e pelo meu marido. Então, três meses após o início do tratamento, conseguimos voltar a ter relações sexuais prazerosas, retomamos nossa intimidade. Hoje, me sinto uma mulher completa, sigo meu tratamento à risca com meus oncologistas, quero viver e viver bem até quando eu puder."*

Esse é o relato da C., paciente em tratamento paliativo de câncer de mama metastático.

Receber o diagnóstico de câncer e iniciar o seu tratamento traz consigo consequências físicas e psicológicas. As consequências físicas da cirurgia para a retirada do tumor e as da quimioterapia são amplamente conhecidas e com boas opções de tratamento – seja em relação às técnicas de reconstrução cirúrgica ou a maneiras de prevenir a queda de cabelo, amenizar o mal-estar, os enjoos.

Em um subgrupo dessas pacientes – pacientes jovens com diagnóstico de câncer de mama –, o tumor se apresenta de tal maneira que há necessidade de um intenso bloqueio da ação dos hormônios femininos. Nessas pacientes será necessário induzir a menopausa, seja de maneira cirúrgica, pela retirada dos ovários, ou pelo uso de medicações como os agonistas do GnRH* e os inibidores da aromatase**.

Em outro subgrupo – pacientes jovens com diagnóstico de câncer invasivo de colo uterino, ovário ou endométrio, é necessária cirurgia radical com retirada dos ovários, além de quimioterapia. Nos casos de câncer invasivo de colo de útero, radioterapia via vaginal, que chamamos de braquiterapia. Esta última pode levar a um enrijecimento e ressecamento vaginal importantes e de difícil tratamento.

Seja em decorrência de cirurgia ou do uso de medicações, os sintomas de menopausa passam então a fazer parte da vida dessas mulheres e impactam profundamente na sua saúde mental, física e sexual.

Ondas de calor – os conhecidos fogachos –, insônia, dores articulares, irritabilidade, queda de libido e ganho de peso passam a fazer parte da vida dessas mulheres juntamente com sintomas da região íntima, como secura, ardência e prurido vaginal. Dor na relação, infecção urinária de repetição, aumento da frequência e urgência para urinar também são comuns. Ao conjunto de sintomas íntimos e urinários provocados pela menopausa damos o nome de síndrome urogenital.

Uma vez que o uso de hormônios não é possível, oferecemos tratamentos alternativos a esses sintomas.[1,2] Mudanças no estilo de vida, alimentação adequada, rotina de exercícios físicos, abandono do tabagismo e etilismo, acupuntura e técnicas

* O **hormônio liberador de gonadotrofina** (GnRH) sintetizado pelo hipotálamo, que age sobre a hipófise e leva à liberação dos hormônios hormônio luteinizante (LH) e folículo-estimulante, (FSH).

** Tanto os agonistas de GnRh quanto os inibidores de aromatase (anastrozol, letrozol e exemestano) são utilizados no tratamento do câncer de mama do tipo hormonal.

de relaxamento, como ioga e meditação, são excelentes ferramentas para o alívio do estresse, insônia, irritabilidade.

Entre as medicações não hormonais disponíveis temos: os fitoterápicos, como a cimicífuga racemosa (*black cohosh*), a *Glycine max* (soja) e o *Trifolium pratense* (trevo vermelho); medicamentos da classe dos antidepressivos – a venlafaxina e a desvenlafaxina apresentam resultados interessantes tanto no sintomas ansiosos e de insônia como no alívio das ondas de calor; clonidina e gabapentina também são boas opções no controle dos sintomas sistêmicos.[3,4]

Muito se comenta sobre o chá de folha de amora e seu possível efeito benéfico sobre os sintomas da menopausa. A amora é rica em substâncias antioxidantes, porém não existem evidências científicas até o momento relacionando o seu consumo com melhora dos sintomas da menopausa. Seu consumo, no entanto, não é proibido nas pacientes oncológicas.

A queda da libido e outras disfunções sexuais podem estar presentes em 30% a 50% das pacientes com diagnóstico de câncer de mama. O diagnóstico em si e o tratamento cirúrgico e radioterápico podem levar a mudanças físicas, que, mesmo passando por procedimentos reparadores, mexem profundamente com a autoimagem, a autoestima e a autoconfiança da mulher. Ficar nua em frente ao parceiro(a), permitir o toque e até mesmo se sentir confortável em usar uma roupa decotada ou uma roupa de banho podem representar um desafio. Soma-se a isso a queda hormonal provocada pela menopausa, que leva a transformações da região íntima que podem tornar o ato sexual desagradável e doloroso.

O tratamento da libido passa por uma abordagem psíquica, realizada por profissional experiente da área da psicologia, e nesse âmbito é importante ressaltar que a libido sexual está inserida em uma esfera maior de bem-estar, autoestima e disposição. Pessoas que estão com o humor mais deprimido, com autoestima baixa, comumente apresentam a libido sexual diminuída, sendo necessário então, no contexto oncológico, procurar opções de abordagens de tratamentos que integrem oncologista, ginecologista e psicólogo.

Além das abordagens psicológica e multidisciplinar, é possível o uso de alguns fitoterápicos e ervas medicinais que podem ajudar no aumento da libido; compostos à base de soja, maca peruana (*Lepidium meyenii*) e o *Tribullus terrestris* podem ter impacto positivo. Há evidências de que o *Tribullus terrestris* e a maca possam ter alguma atividade antitumoral no câncer de mama. Outras opções para a melhora da libido são as massagens e abordagens realizadas por terapeutas sexuais, como, por exemplo, a prática do tantra. Pacientes oncológicas sem contraindicação para uso de hormônios podem se beneficiar dos hormônios masculinos e seus precursores, como a DHEA*.[5,6]

Os sintomas físicos da região íntima (síndrome urogenital) relacionados com a menopausa estão presentes em até 40% das mulheres e têm um impacto extremamente negativo na libido, na vida sexual e conjugal.

---

* A **desidroepiandrosterona** (DHEA) é um hormônio de ação esteroide anabólica, que é produzido pelas glândulas adrenais ou suprarrenais, a partir do colesterol. A DHEA é o precursor de um hormônio chamado de androstenediona, que, por sua vez, é um precursor da testosterona e de outros hormônios sexuais femininos.

Em mulheres no climatério, sem contraindicação ao uso de hormônios, a primeira linha de tratamento é a aplicação de hormônio feminino – estriol e promestrieno – diretamente na vagina; apesar de o estriol apresentar baixa taxa de absorção e de o promestrieno não apresentar atividade em tecido extragenital, a grande maioria dos oncologistas não permite o uso dessas medicações.

Restam a essas pacientes as opções de tratamento sem hormônio: moduladores do receptor de estrogênio – o ospemifeno, que ainda não está disponível no Brasil –, lubrificantes, hidratantes vaginais e uso de tecnologias como o *laser*, radiofrequência ablativa e não ablativa e ultrassom microfocado.[7-12]

Os lubrificantes devem ser usados apenas durante o ato sexual e podem ser à base de água ou óleo – óleo de coco, de amêndoas e de uva são boas opções –, não apresentam riscos e são facilmente aplicados.

Já os hidratantes têm o objetivo de manter a mucosa hidratada, melhorar a umidade natural e a lubrificação no ato sexual. Nos últimos anos tivemos muitos lançamentos e hoje é possível encontrar hidratantes vaginais à base de ácido hialurônico, ácido poliacrílico e outros polímeros. O uso dos hidratantes deve ser contínuo – 2 a 3 vezes por semana – e pode ser associado aos lubrificantes, se for necessário, no ato sexual.

As tecnologias entraram no cenário de tratamento não hormonal nos últimos 5 anos e, apesar de ainda estarem em estudo, o *laser* já apresenta comprovação científica de sua eficácia e segurança.

Existem dois tipos de *laser* disponíveis para uso genital – o *laser* de CO_2 e o *laser* de Erbium – e ambos apresentam resultados clínicos excelentes e têm eficácia semelhante.

Os estudos mostram que a ação do *laser* no tecido vaginal leva a modificações muito semelhantes às do hormônio feminino, isto é, provoca o engrossamento da mucosa, aumentando a elasticidade e a umidade natural da vagina, assim como a lubrificação na relação sexual.

A aplicação do *laser* é feita em 3 sessões com intervalo de 4 semanas entre elas. Antes da aplicação é usado um anestésico local na região da entrada da vagina, e então o *laser* é aplicado tanto internamente, nas paredes vaginais, como na região externa – na entrada da vagina e do canal urinário. Cada sessão dura em média 10 a 15 minutos.

Os primeiros sinais de melhora podem aparecer já após a primeira aplicação, mas são mais consistentes e duradouros após a terceira. Em média as pacientes necessitam repetir o tratamento após 1 a 2 anos.

As radiofrequências e o ultrassom microfocado ainda têm poucas evidências científicas, mas que assinalam também resultados promissores.

As alterações da saúde íntima causadas pela menopausa têm caráter progressivo, isto é, agravam-se com o passar do tempo. Assim, é primordial que a paciente jovem que será direcionada para o tratamento que leva à menopausa seja avisada dos possíveis sintomas e encaminhada para tratamento tão logo o bloqueio hormonal seja iniciado.

É comum as pacientes oncológicas postergarem esse tipo de tratamento – 1 ano; 2 anos – após a menopausa, e frequentemente chegam ao especialista muito fragilizadas por não conseguirem manter uma vida sexual ativa.

Neste momento, encontramos em torno de 50% das pacientes com quadro de síndrome urogenital intensa associado a vaginismo grave.

O vaginismo se caracteriza por uma contração involuntária da musculatura pélvica e está inserido em um ciclo de resposta à dor provocada pela secura da menopausa.

O tratamento do vaginismo é feito em conjunto com o da síndrome urogenital e tem por objetivo o relaxamento da musculatura pélvica associado a exercícios que ensinam a paciente a ter autocontrole dessa musculatura. Por vezes também orientamos o uso de dilatadores vaginais, que, além de promoverem a elasticidade, também proporcionam uma dessensibilização da região, para que a paciente se acostume novamente com a penetração. Esse tratamento é realizado por fisioterapeutas de assoalho pélvico e realizado em sessões semanais, sendo necessárias em torno de 10 a 30 sessões.

Outra opção ao tratamento do vaginismo é a aplicação de toxina botulínica na musculatura que circunda a entrada da vagina e o períneo. Nessa técnica identificamos os *trigger points* – pontos mais dolorosos – de cada grupo muscular e injetamos a toxina pontualmente. A função da toxina é bloquear o estímulo nervoso que mantém a contratura muscular. Uma vez injetada, a toxina leva até 10 dias para realizar o bloqueio e relaxar a musculatura. Seu efeito pode durar entre 4 e 6 meses e se nesse período a paciente conseguir sair do ciclo da dor estará curada.[13] A toxina pode ser reaplicada a cada 6 meses enquanto for necessária.

A fim de evitar que a síndrome urogenital se instale e por último o vaginismo, é primordial o atendimento multidisciplinar da paciente oncológica desde seu primeiro atendimento.

O impacto da menopausa na saúde feminina é frequentemente pouco abordado e pouco tratado nas consultas oncológicas. No início do tratamento, os sintomas íntimos acabam ficando em segundo plano, porém, com o passar dessa primeira etapa do tratamento e com o retorno às atividades rotineiras, as pacientes irão buscar tratamento.

Assim como a C., existem inúmeras mulheres profundamente impactadas na sua vida íntima e sexual e que acreditam não haver opções de tratamento.

Referências

1. Phytotherapy and nutritional supplements on breast cancer 2017. Biomed Res Int. 2017;7207983.
2. Rebbeck TR, Troxel AB, Norman S, Bunin GR, DeMichele A, Baumgarten M, et al. A retrospective case control study of the use of hormone-related supplements and association with breast cancer. Int J Cancer. 2007;120(7):1523-8.
3. Dong JY, Qin LQ. Soy isoflavones consumption and risk of breast cancer incidence or recurrence: a metanalysis of prospective studies. Breast Cancer Res Treat. 2011;125(2):315-2.
4. Koos RD. Minireview: putting physiology back into estrogens' mechanism of action. Endocrinology. 2011;152:4481-8. Black cohosh and breast cancer: a systematic review.
5. An insight into the anticancer mechanism of Tribulus terrestris extracts on human breast cancer cells. Biotech. 2019 Feb;9(2):58.
6. Antioxidant and antitumoral activities of isolated macamide and macaene fractions from Lepidium meyenii (Maca). Talanta. 2021 Jan 1;221:121635.
7. The impact of vaginal laser treatment for genitourinary syndrome of menopause in breast cancer survivors: a systematic review and meta-analysis. Clin Breast Cancer. 2019 Aug;19(4):e556-e562.

8. Fractional CO_2 laser therapy for genitourinary syndrome of menopause for breast cancer survivors. Support Care Cancer. 2020 Aug;28(8):3669-77.
9. Sexual function post-breast cancer. Cancer Treat Res. 2018;173:167-89.
10. Management of genitourinary syndrome of menopause in women with or at high risk for breast cancer: consensus recommendations from The North American Menopause Society and The International Society for the Study of Women's Sexual Health. Menopause. 2018 Jun;25(6):596-608.
11. The short-term efficacy and safety of fractional CO2 laser therapy for vulvovaginal symptoms in menopause, breast cancer, and lichen sclerosus. Menopause. 2021 Jan 4;Publish ahead of print.
12. Genitourinary syndrome of menopause in breast cancer survivors: are we facing new and safe hopes? Clin Breast Cancer. 2015 Dec;15(6):413-20.
13. Methodological approaches to botulinum toxin for the treatment of chronic pelvic pain, vaginismus, and vulvar pain disorder. Int Urogynecol J. 2019 Jul;30(7):10711081.

Capítulo 18

Histórias Inspiradoras

18.1 O Câncer Ressignificou a Minha Vida!

Anne Rose Ebbinghaus Carrari

"Aquele que faz o seu melhor faz tudo o que se pode esperar dele."
Helena Blavatsky

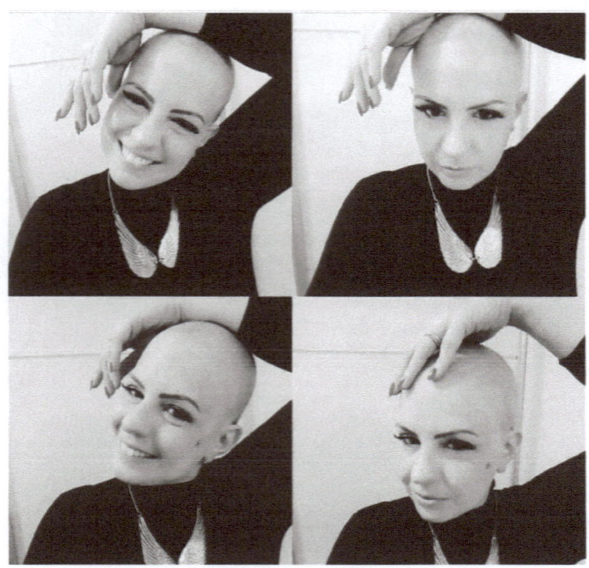

Figura 18.1. Me achei linda careca em agosto de 2018.

Fonte: Acervo da autoria do capítulo.

Quando falo isso, é perceptível a fisionomia de espanto nas pessoas.

Mas é a mais pura verdade!

Meu nome é Anne Carrari, tenho 46 anos, moro em São Paulo. Sou casada, mãe da Camila, do Dereck e do Danilo. Graduanda em Saúde Pública pela USP, voluntária no Instituto Oncoguia e em diversos outros projetos sociais voltados a pacientes de câncer. Hoje, compartilho minha trajetória para que as mulheres entendam que câncer não é sentença de morte e que existe muita vida após o diagnóstico.

Fui diagnosticada com câncer de ovário em estágio avançado em janeiro de 2015.

Eu, que sempre me cuidei muito, fazia meus exames de rotina, me achava bem esclarecida em relação a minha saúde, não sabia que o câncer de ovário era silencioso.

Meu único sintoma foi um inchaço abdominal persistente. Procurei três médicos e todos diziam que provavelmente eram gases e me tranquilizavam.

Até que, após três semanas convivendo com um inchaço que piorava diariamente, eu me dei conta de que algo estava errado. Minhas calças já não fechavam, minha barriga estava como se eu estivesse grávida de 6 meses!

Decidi ir a um pronto atendimento. Já estava exausta, com peso no baixo ventre, me sentindo mal.

Nunca vou me esquecer da fala da médica que me atendeu... Eu relatava o inchaço anormal, o peso no baixo ventre e pedi que ela solicitasse algum exame de imagem, porque eu sabia que aquele inchaço não era normal pra mim... Ela friamente me olhou e disse que a conduta médica competia a ela, e não a mim.

Mas, de alguma maneira, sinto que ela se comoveu com o meu desespero e pediu um ultrassom. O resultado a deixou preocupada; eu estava com uma ascite volumosa (líquido na cavidade abdominal).

A partir desse momento percebi que ela mudou completamente, sua preocupação ficou evidente. Pediu que eu fizesse vários exames laboratoriais e uma tomografia. Meus exames estavam alterados, o marcador tumoral CA 125* estava em 1.800, sendo que o normal é até 35.

Na tomografia foram identificados inúmeros nódulos por todo o meu abdome, peritônio e fígado. Naquele momento já fiquei internada para a minha primeira cirurgia citorredutora.

Lembro que chamaram meu marido e foi ele quem me deu a notícia.

Ele calmamente se aproximou de mim e disse:

— É um câncer, precisamos operar agora e provavelmente teremos que fazer quimioterapia. Tudo bem?

Não tive tempo de chorar, me questionar, apenas queria fazer o que fosse preciso para ficar bem. E assim foi feito. Meu anatomopatológico trouxe o nome e sobrenome do câncer: carcinoma papilífero seroso de alto grau, estadiamento IV B.

Após a cirurgia, iniciei as quimioterapias ainda internada, apenas três dias após o procedimento cirúrgico. Lembro de ter ido para a internet pesquisar sobre o prognóstico. Coloquei o nome do câncer, o estádio, e o que encontrei foi assustador. Uma sobrevida muito baixa, menos de 20% em cinco anos.

---

* CA-125 (*cancer antigen 125*) é um marcador tumoral que se mede no sangue, podendo estar presente em alguns tipos de câncer, todavia não é específico, estando relacionado com outras enfermidades (cirrose, endometriose, hepatite, pancreatite, cistos no ovário) ou até mesmo presente em pessoas sadias. Seu valor de referência é 35 U/mL e pode chegar até 65 U/mL em casos de maior especificidade. É produzido em vários tipos de tecidos como mesotélios, trompas de Falópio, endocérvix e fundo vaginal. Não é encontrado no ovário normal.

Eu pensava: não é possível! Preciso encontrar uma mulher que já tenha passado por isso, e ela vai me falar como é, então instintivamente digitei: *sobrevivi ao câncer de ovário.*

E não encontrei ninguém.

Me senti num túnel escuro, sem nenhuma garantia de que meu tratamento daria certo. Sem ninguém para me falar que já havia passado por isso, e que iria ficar tudo bem. Era uma dor na alma que nem meu oncologista nem minha família conseguiam me ajudar.

A partir daquele momento senti uma grande necessidade de compartilhar aquela minha experiência com outras mulheres, e assim nasceu meu Instagram: **@sobrevivi_ao_cancer_de_ovario.**

Era uma forma de terapia poder escrever sobre meus sentimentos e ler os relatos de pacientes de outros tipos de câncer. Aquilo me motivava a continuar. Comecei a perceber que existia um mundo oncológico que eu não conhecia.

E do qual agora eu fazia parte.

Em função do nome do meu perfil no Instagram as pacientes de câncer de ovário começaram a me encontrar. E a cada mulher paralisada pelo medo que me encontrava eu estava lá. Para pegar na mão dela, mesmo que virtualmente, e dizer *vem que dá! Estamos juntas, conte comigo!*

E eu percebi que eu precisava me unir, me juntar, me dividir, para alertar as mulheres sobre esse câncer tão pouco falado.

Fiquei careca pela primeira vez. Fiz quimioterapia o ano de 2015 inteiro. Mas ainda existiam imagens no fígado e no peritônio, então a cada três meses eu refazia todos os exames.

O câncer impactou não só a minha vida, mas a vida de toda minha família. Meu marido era meu fiel escudeiro durante as internações e as quimioterapias; minha filha era minha cuidadora. Ela chegava da faculdade e me dava os remédios, batia gelo com morango para eu tentar beber pelo menos um copo e, mesmo que eu vomitasse, em seguida ela calmamente limpava tudo e fazia outro suco pra mim. Meus filhos mais velhos, mesmo de longe, nunca duvidaram de que eu ficaria bem.

Meu marcador tumoral se normalizou e eu segui minha vida.

Até que em 2018 meus exames apresentaram alterações, meu marcador disparou e as imagens mostraram progressão do câncer além do fígado e do peritônio; desta vez, no baço, bexiga e diafragma.

Era a recidiva. Fui para minha segunda cirurgia citorredutora, dessa vez maior e mais invasiva. Foram 10 horas de cirurgia, com várias equipes trabalhando juntas. Equipes de ginecologia, do aparelho digestivo, especialistas em fígado e a equipe de sarcoma. Alguns dias de UTI, mais de 50 pontos e reiniciei as quimioterapias. Fiz meu painel genético e descobri que era BRCA1 mutada*.

Fiquei careca pela segunda vez.

---

* Uma mutação BRCA é qualquer mutação genética que ocorra nos genes supressores de tumores BRCA1 ou BRCA2. Estão identificados centenas de diferentes tipos de mutações, sendo muitas inofensivas enquanto outras são nocivas. As mutações nocivas nestes genes podem aumentar o risco de desenvolver vários tipos de câncer, sobretudo câncer de mama e ovário.

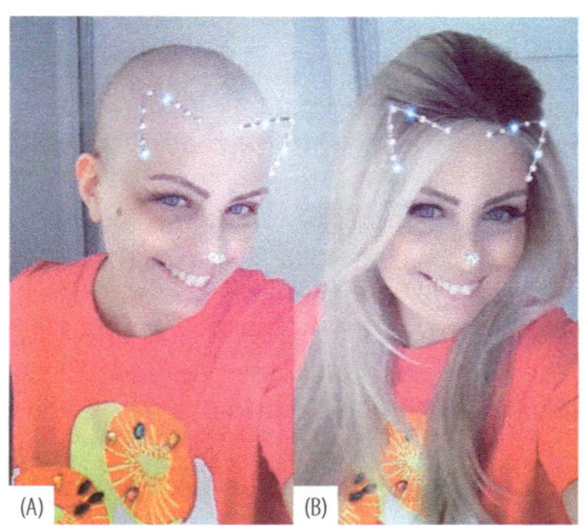

Figura 18.2. (A) Careca. (B) Com peruca.

Fonte: Acervo da autoria do capítulo.

Fazendo quimioterapia em setembro de 2018

Mas dessa vez eu já era outra Anne.

Muito mais forte, empoderada e decidida a fazer o que estivesse ao meu alcance para garantir minha qualidade de vida. Entendi que, apesar de ter um câncer metastático e de fazer um tratamento paliativo, existia muita vida e muita saúde dentro de mim.

E que eu tinha que ser a protagonista da minha própria história.

Dessa vez pratiquei atividade física durante as quimioterapias com acompanhamento especializado. E pude sentir os benefícios na melhora da neuropatia periférica*, da fadiga pós-quimio, dos sintomas da menopausa e até da ansiedade. Passei a ter acompanhamento nutricional, fiquei mais seletiva e inteligente nas minhas escolhas alimentares. O apoio psicológico foi fundamental para que eu soubesse lidar com os meus sentimentos e aprendesse a lidar com as dores da alma. Meditar me fortalecia mentalmente e me fazia sentir muita gratidão pelo tratamento. Todo apoio da minha rede de amigos do voluntariado fez muita diferença no enfrentamento desse novo tratamento. Percebi que não estava sozinha, e tinha o apoio de que precisava para concluir meu tratamento da melhor forma possível.

A minha espiritualidade me deu paz e tranquilidade para entender todos os processos de maneira positiva. E me dei conta de que estava tendo uma grande oportunidade de crescimento, aprendizado e evolução.

Eu me empoderei da minha felicidade, da minha vaidade e da minha vida de maneira inexplicável. Me divertia com as perucas coloridas, podia ser a cada dia uma mulher diferente. Quando realmente me dei conta da minha própria finitude, fui capaz de descobrir toda a potencialidade de vida que existia em mim.

Descobri minha missão. Entendi a importância da minha voz para milhares de mulheres e familiares que me procuram e sou capaz de ajudar, orientar com informação de qualidade, empatia e amor.

---

* A neuropatia periférica é uma condição que afeta os nervos periféricos, podendo causar formigamentos e parestesias. Dependendo do grau, podem ocorrer até mesmo alterações motoras. A neuropatia periférica pode ser causada por alguns agentes quimioterápicos.

Amizades virtuais foram se tornando reais e se fortalecendo cada vez mais.

Sim, o amor cura, o autocuidado, a autoestima e o autoconhecimento são ferramentas poderosas durante o tratamento.

Hoje sou uma mulher mais feliz, mais realizada e mais saudável do que antes do diagnóstico de câncer.

Descobri que esse olhar da oncologia integrativa, que não tem como foco unicamente o câncer, mas que leva em conta a minha saúde física e mental, a minha qualidade de vida, como o ser biopsicossocial que sou, faz toda diferença no meu bem-estar hoje. E me fez entender a importância de ser uma paciente ativa e responsável.

Como diz o meu filho Dereck, eu renasci. Aprendi que a finitude é apenas da matéria. Porque viverei para sempre no coração dos meus filhos, do meu marido e de todos que me amam.

Não somos eternos, mas o amor que cultivamos sim.

Então foque sua energia apenas no amor, na empatia e na solidariedade.

Estamos aqui de passagem, e daqui levaremos apenas as experiências que vivemos.

A nossa vida é o que representamos na vida das pessoas, as boas lembranças que cultivamos, cada pequeno momento de felicidade, cada pessoa que ajudamos e cada dia em que acordamos e vivemos como se não houvesse amanhã.

O câncer me ensinou a priorizar minha felicidade.
Então viva, e saiba valorizar cada segundo desse presente chamado hoje.

18.2 Um Convite para Conhecer a Minha História

Isaac Soares do Nascimento

"A persistência é o caminho do êxito."
Charles Chaplin

Eu vou contar uma rápida história, tudo isso fará muito sentido!

Pensei muito antes de compartilhar o que eu vou revelar agora. Mas vumbooora!

Era 2008 eu estava no auge da realização dos meus sonhos: início da faculdade, começo de um relacionamento, estava no serviço militar, estagiando, enfim, tudo indo maravilhosamente bem! Sempre gostei de esportes, de atividade física. Por isso, com 18 anos já mergulhei de cabeça na graduação de Educação Física, entrei no trilho que sempre quis. Inspirado na trajetória de meu avô materno, um ex-combatente da Segunda Grande Guerra Mundial, me alistei também no Exército, afinal cresci ouvindo e lendo as histórias dele. Comecei a namorar uma moça muito especial e a estagiar numa academia. Estava muito empolgado e me sentindo realizado, apesar da correria enorme e das muitas tarefas diárias.

E você não sabe o que aconteceu! No segundo semestre, no meio de tanta correria, estudos, serviços, algo começou a acontecer muito rapidamente. Vários colegas me abordando e comentando que eu estava muito magro, mas eu não estava fazendo nenhuma dieta restritiva; ao contrário, estava comendo muito, pois precisava de muita energia para encarar a demanda da rotina. Aquilo persistiu por alguns dias, os colegas falando sempre, e aí parei um pouco e prestei mais atenção.

Vou tentar explicar isso da maneira mais simples possível.

Todo mundo sabe, mas o que a maioria ainda não faz ideia é que, mesmo sendo jovem e saudável, você precisa sempre procurar um médico, fazer exames de rotina e cuidar de sua saúde de forma integral. Percebi um caroço grudado no meu testículo, pequeno mesmo, tipo um grão de feijão, colado no testículo. Nunca senti dor, não me incomodava durante as atividades, era algo imperceptível. Mas foi aí que comecei a procurar mais a fundo o que era esse caroço. Falei até com meu pai, e logo procuramos um urologista para avaliar melhor.

Uma consulta leve, médico muito amigo e bem didático (isso faz uma diferença enorme), e após alguns exames, inclusive de imagem, ele me propôs uma cirurgia para retirar esse nódulo. No início, claro que fiquei muito assustado e com medo, vocês sabem como homem é. Risos

A verdade é que precisei remover o testículo. Sim! E agora? Perdi meu ovo. Risos.

Falei logo com o médico: *Doutor, saco vazio não fica em pé. Coloca uma prótese aí.* E assim foi feito. Um ovinho de silicone e tudo resolvido. Ufa!

Após uns 15 dias da cirurgia, fui no consultório buscar o resultado da biópsia. Estávamos eu e "painho". A partir daquele momento, muita coisa mudaria na minha jornada. Eu estava com câncer.

Fui diagnosticado com um coriocarcinoma, um câncer raro e bem agressivo. Não foi fácil engolir aquele resultado. Era perto de meio-dia, meu pai me deixou na clínica e foi buscar minha mãe no trabalho dela. Quando eles chegaram, entrei no carro e desabei chorando. E ali naquele carro, juntos, choramos! Entramos em contato com minha irmã Laísa, Mary, minha namorada e os familiares. Chegamos em casa e choramos juntos.

Vem comigo!

Mais uma semana se passou e comecei a sentir falta de ar mesmo sem ter feito nenhum esforço exagerado. Fui ao hospital, pronto atendimento, e fiz um exame de raios X do tórax. O médico me chamou no canto do corredor do hospital e falou o que eu nunca imaginaria: "Isaac, apareceram umas manchas aqui nos seus pulmões, procure logo o oncologista". Resumindo aqui pra vocês, eu estava com metástase nos pulmões, cinco tumores, três de um lado e dois do outro.

No dia seguinte, ação! Qual o próximo passo, o que preciso fazer, como será o tratamento? Vumbooora!

Precisei agir rápido e tive que abortar os meus sonhos por um momento. Tranquei a faculdade no segundo semestre, pedi afastamento do estágio, deu tempo e consegui participar da formatura do serviço militar. Na manhã seguinte, fomos para Salvador, capital da Bahia. Sou do interior, Vitória da Conquista, e na minha cidade ainda não havia tantos recursos como hoje.

Visita ao oncologista

Vou explicar melhor como aconteceu.

Chegamos ao hospital para conversar com o oncologista, Dr. Leonardo Costa, que nos acolheu muito bem e logo me encaminhou para alguns exames mais específicos. Após o resultado das tomografias, foram constatados cinco tumores nos pulmões, três de um lado e dois do outro, por isso as dores e a falta de ar. O marcador sanguíneo, beta-hCG*, também estava bastante alterado, algo que não é comum para o sexo masculino; esse marcador precisa estar negativado.

Após analisarmos com muito cuidado e atenção, o próprio médico nos aconselhou a ir para Salvador, visto que já era final de ano. Além de a cidade ainda não possuir um grande centro de tratamento naquela época, não tinha toda uma equipe médica de prontidão caso fosse necessário fazer alguma intervenção. Como possuímos plano de saúde, enxergamos com bons olhos essa possibilidade.

Não é fácil sair do seu conforto, deixar toda sua rotina e instalações. Mas fomos para a capital e com consulta marcada com o oncologista João Neiva.

Levamos para a consulta todos os exames, o medo, a ansiedade, a saudade de casa e dos que ficaram e a fé. Estávamos lá, sentados de frente para o médico.

Após uma longa conversa, detalhe por detalhe, tim-tim por tim-tim, Dr. João falou:

— Isaac, se você veio atrás de uma segunda opinião, vou falar logo: você está com um câncer muito raro e muito agressivo, já vai precisar internar agora, não podemos perder tempo. Você nem volta pra casa hoje. O tratamento precisa começar!

Comecei a quimioterapia. Que fase, meus amigos! Que fase! A juventude é marcada pela beleza, cabelos rebeldes ou não, risos e brincadeiras, corpo sarado, idas ao cinema, *shopping*, encontro com os amigos. Mas, por um tempo, essa não foi minha realidade. Aos poucos fui perdendo massa muscular, sentia dores nas articulações, redução do condicionamento físico. Deparei, ao passar a mão em minha barba, que algo estava diferente. Os fios estavam escorrendo pelo ralo, e comecei a me deparar com uma realidade para a qual eu não estava preparado. Penteando os cabelos, percebi que eles não estavam ficando no lugar. Caíam a cada puxada ou cada movimento que fazia ao escová-los.

Foi muito difícil encarar o espelho nos primeiros dias. A imagem refletida era uma novidade e me chocou (Figura 18.3). Confesso que as lágrimas rolaram copiosamente.

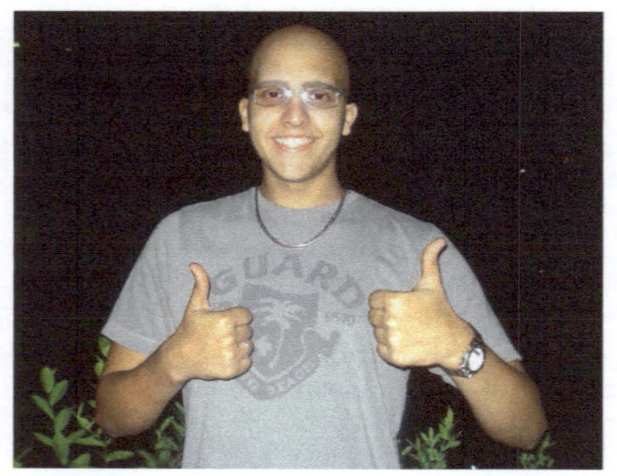

Figura 18.3. Eu durante o tratamento oncológico.

Fonte: Acervo da autoria do capítulo.

* A gonadotrofina coriônica humana é uma glicoproteína hormonal produzida durante a gravidez. No início da gravidez, as concentrações de hCG no soro e na urina da mulher aumentam rapidamente, sendo um bom marcador para testes de gravidez. Alguns tipos de câncer, como coriocarcinoma, induzem excreção do hCG. No homem, altos níveis de hCG podem indicar câncer de testículo.

Após alguns ciclos, fazendo exames para acompanhar a evolução do tratamento, mais metástase na região do abdome. Um susto!

E agora? Mais choro e mais quimioterapia.

Preparado aí do outro lado? Após concluir todos os ciclos da quimioterapia, o resultado chegou. Criei resistência à medicação e não tivemos o efeito esperado. Os tumores não saíram. Eu sei o que você deve estar pensando!

Calma, vamos buscar uma alternativa, disse o meu médico! Transplante de medula? Ir até São Paulo em busca de mais recursos? Cirurgias?

Ei, escuta... se ninguém tem coragem de falar isso, eu vou fazer isso por você: diagnóstico não é destino! Não é sentença de morte! Hoje, tudo é história e compartilho mais detalhes no meu canal do YouTube (**Sobreviventes de Câncer**).

Não consigo relatar todos os detalhes neste capítulo, mas quero encorajar você a continuar firme nos seus protocolos, com sua fé e com muita vontade de viver. Não desista no meio da jornada, não pense que morrerá no deserto. Vai passar! Sou grato a Deus pelo presente da vida e por permitir compartilhar toda essa história com você e o mundo.

Resumindo a história, parti para as grandes cirurgias. Primeiro, fiz a cirurgia no abdômen e, após 30 dias de recuperação, a cirurgia torácica. A recuperação foi lenta, gradativa, e precisei ficar na UTI no pós-operatório.

Aos poucos fui me recuperando. Espero você do outro lado da página para viver comigo esse desfecho!

Recomeço

Junte suas marcas, cicatrizes, o pouquinho da força que sobrou, sua essência e comece a construir essa nova ponte. Novas amizades, novas experiências, mais maturidade, mais coragem e amor. Isso será o suficiente para firmar nova base.

Encarar o mundo novamente é bater de frente com o medo. Medo da dor voltar, medo de fracassar, medo da rejeição, medo da nova adaptação. Eu bem sei o que é isso.

Dez anos se passaram, aqui estou dando risada dos meus medos (Figura 18.4), ministrando palestras, sorrindo para jornais, matérias na TV e sempre firmando um pouco a ponte que um dia tive que refazer, reconstruir. Entender o conceito da palavra ponte pode nos fazer visualizar melhor o sentido. "Ponte é uma construção que permite interligar ao mesmo nível pontos não acessíveis separados por rios, vales, ou outros obstáculos naturais ou artificiais" (Wikipédia). Sim! Foram inúmeros vales na vida pessoal e profissional que precisei enfrentar e atravessar, obstáculos de grandes proporções, mas que no final serviram para melhorar minha vida como ser humano.

No meu canal do YouTube, compartilho experiências incríveis, de pessoas que deram a volta por cima, e também com especialistas para facilitar a jornada do paciente oncológico e da família.

Tenho desenvolvido meu projeto, chamado *Personal Trainer* Oncológico, ministrando cursos e colaborando para um mundo e uma vida melhor. Sou fundador do **Clube Oncológico**, um programa exclusivo e completo para ajudar mulheres com câncer de mama. Mais energia, disposição, combate à fadiga, relaxamento e muito mais. Temos centenas de alunas espalhadas por todo o mundo. Acesse o site www.clubeoncologico.com e venha acelerar sua recuperação. Desde o início do diagnóstico até o pós-tratamento, estaremos juntos nessa trajetória. Espero você agora! Sei que não temos total controle da ponte, mas já sabemos que recomeçar é preciso. Vumbooora!

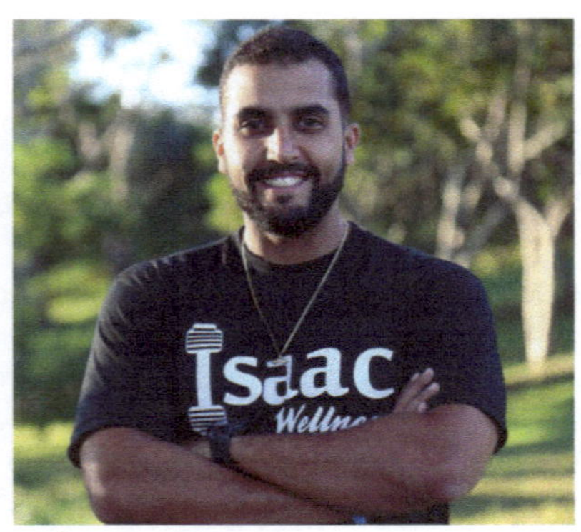

Figura 18.4. Como estou hoje em dia.

Fonte: Instagram @isaacwellness.

Girassóis contadores de histórias

No mesmo ano em que tive alta do tratamento, me engajei em um projeto que revolucionou minha vida, minha família e alguns amigos de vários segmentos na área profissional. Tudo começou com minha mãe, pedagoga, que começou a fazer visitas aos hospitais infantis da nossa cidade, levando histórias aos pequenos em tratamento e suas famílias.

A **Associação Girassóis** é um grupo de voluntários que visitam hospitais infantis para contação de histórias. Aos poucos o trabalho foi se solidificando, firmando raízes e ganhando adeptos para a realização. Quando virem um grupo vestido com jalecos amarelos e com livros de histórias nas mãos, não tenham dúvidas! Somos imbatíveis no dever e no desejo de levar a literatura infantil e o mundo mágico das histórias aos leitos de muitas crianças. Mesmo sabendo que não temos o poder mágico de curá-las, temos carinho e amor suficiente para aliviar a dor e fazê-las, mesmo que por alguns instantes, esquecer do lugar em que estão e entrar no mundo encantado das histórias.

Contar histórias é poder levar um mundo de imaginação a cada criança que a escuta.

Facebook: girassoiscontadoresdehistorias

E-mail: girassoiscontadoresdehistorias@gmail.com

18.3 O Câncer como Ponto de Mutação

Taluana Helena El Jamel

"Só uma vez fiquei mudo. Foi quando um homem me perguntou: Quem és tu?"

Khalil Gibran

E agora, por onde começar?

Sou ariana e gosto de viver intensamente a vida. Quase sempre estou de bom humor; digo "quase" porque fome e sono me deixam mal-humorada. Ainda bem que isso é muito fácil de resolver, não é?

Sou fisioterapeuta e apaixonada por terapias integrativas, sempre procurei me cuidar e estar atenta aos sinais que o corpo dá, por menores que eles sejam. Até porque, para cuidar da saúde das pessoas, preciso estar bem física e emocionalmente. Gosto de me cuidar e procuro evoluir a cada dia para me tornar uma pessoa melhor. Por isso tento entender como e por que as coisas acontecem, mas de forma leve e sem cobranças.

Como fisioterapeuta, sempre falo aos meus pacientes que apenas metade do tratamento depende de mim; a outra metade depende do paciente, assim o resultado será muito melhor. Se o paciente não quiser e não lutar contra a doença, o profissional não conseguirá um resultado satisfatório. E comigo não foi diferente.

Vou compartilhar com vocês um pouquinho da minha experiência com o câncer de mama, a fim de mostrar que mesmo nos momentos mais difíceis existe algo de positivo.

Vou contar como tudo começou.

Em maio de 2015, aos 38 anos, estava fazendo o autoexame (que fazia e ainda faço regularmente) quando senti um nódulo na mama esquerda. Fiquei preocupada, mas com pensamento positivo de que não seria nada, pois aos 20 anos já havia retirado um fibroadenoma da mama. Mesmo assim, corri para agendar consulta com um mastologista. Como eu estava fazendo meus exames de rotina e a próxima consulta era com a endocrinologista, aproveitei para pedir o exame de ultrassom ao médico, pois não queria perder tempo.

Fiquei muito preocupada com o resultado do ultrassom, que mostrou uma alteração. Com o ultrassom e os outros exames do *checkup* em mãos, segui para a consulta com o mastologista, que solicitou uma mamografia. A mamografia não detectou nada inicialmente, não sei se pela localização do tumor ou pela mama muito densa (muito comum em pacientes jovens). Em seguida, fiz a *core biopsy* e no dia 07/07/2015 saiu o resultado, que me deixou paralisada

Paralisei por alguns instantes... Li e reli o resultado do exame e decidi correr, pois, quanto antes resolvesse, melhor seria o prognóstico. Fui diagnosticada com carcinoma ductal invasivo, HER2+* na mama esquerda.

A princípio não contei nada a ninguém, mesmo porque não sabia o que dizer. Primeiro fui ao médico para entender tudo o que significava aquele diagnóstico e quais eram os próximos passos. Tirei essas e muitas outras dúvidas, aí sim contei para minha família e meus amigos. Eles foram importantíssimos durante todo o tratamento.

Peguei o resultado de manhã e no fim do dia estive com o mastologista. Essa consulta foi muito importante para esclarecer muitas dúvidas e me acalmar (pelo menos um pouco).

Foi um dia muito difícil, chorei, tive medo, insegurança, um turbilhão de sentimentos. Mas escolhi ir à luta e enfrentar de frente esse desafio.

Depois da consulta, liguei para minha mãe e falei do diagnóstico e tudo que havia conversado com o médico, sobre a cirurgia e os possíveis tratamentos que viriam posteriormente. O tratamento dependeria do resultado de novos exames e da cirurgia.

No dia seguinte ao diagnóstico, viajei pra minha cidade natal, Novo Horizonte, no interior do estado de São Paulo, e contei para a família toda. Era aniversário do meu sobrinho e todos estariam reunidos, então, após a festa, contei o que estava acontecendo.

---

* Conhecido também como ErbB2, é um oncogene localizado no cromossomo 17, que se expressa em 25% a 30% dos casos de câncer de mama. Quando o tumor apresenta o HER2 positivo fazemos tratamentos anti-HER2 específicos.

Não foi fácil compartilhar algo tão doloroso com a família, mas dividir o problema com quem amamos deixa tudo mais leve e fácil de enfrentar. Assim podemos contar com o apoio, o amor e as orações de todos.

Desde o começo, eu sabia que não seria fácil compartilhar esse momento tão difícil, mas o apoio que recebi me deixou pronta para lutar e enfrentar tudo o que viria pela frente: cirurgia, quimioterapia e radioterapia.

Com tantas "novidades", decidi juntar minhas armas, me abasteci com a força e o amor da família e dos amigos e segui para a batalha, com a certeza de que tudo daria certo.

Do diagnóstico até o dia da cirurgia, foram três longas semanas, que pareciam intermináveis. Nesse período, fiz todos os exames pré-operatórios e esperei ansiosamente pelo dia da cirurgia, o tão aguardado 01/08/2015.

Não via a hora de operar e retirar algo que não fazia parte do meu corpo, um intruso com nome de carcinoma ductal invasivo HER2+.

De acordo com os exames, a cirurgia proposta foi a quadrantectomia, que nada mais é do que dividir a mama em quatro partes e retirar apenas uma delas, onde o nódulo se localizava. Conversei muito com o mastologista, esclareci todos os pontos positivos e negativos e optei pela mastectomia bilateral com reconstrução imediata. Lembrando que cada caso é único e depende de vários fatores para decidir qual a melhor opção de tratamento.

Na véspera da cirurgia, minha mãe e minha tia vieram a São Paulo para me ajudar no pós-operatório. Escolhi passar uma noite leve e fomos jantar num lugar que adoro, com bufê de sopas deliciosas e música ao vivo, para tentar relaxar um pouquinho.

Em casa, me preparei para dormir colocando músicas relaxantes, fiz uma pequena meditação e pedi em oração que Deus me abençoasse e também a toda a equipe que faria minha cirurgia.

Chegou o grande dia... Por incrível que pareça, estava tranquila.

Antes de ir para o centro cirúrgico, mais uma vez fiz minha oração e fui para o momento tão aguardado, a retirada daquele "intruso". Após 3 horas de cirurgia, acordei ainda no centro cirúrgico e já tive a excelente notícia de que tudo havia ocorrido como esperado. Agradeci muito.

Sabia que a batalha estava apenas começando, mas estava muito feliz, pois o "intruso" já havia sido retirado e agora continuaria o tratamento para que fosse feita uma "limpeza e desintoxicação" do meu corpo. Gosto de usar esse termo para me referir à quimioterapia, que vai percorrer todo o meu corpo fazendo uma "limpeza", caso alguma célula tenha escapado durante a cirurgia e se "perdido" pelo corpo. Ainda no hospital, recebi muitas visitas e ligações de pessoas queridas que se surpreendiam com a maneira como estava enfrentando essa batalha.

Aprendi que só descobrimos quão forte somos quando a única opção que temos é ser forte. Que venha a batalha!

O pós-operatório não foi fácil, mas correu tudo conforme previsto. Eu precisava estar recuperada para começar a segunda etapa do tratamento, as temidas quimioterapias.

Depois da cirurgia decidi criar uma página para compartilhar minha experiência com o câncer, dar dicas de bem-estar e saúde e levar informação de qualidade às pessoas. E, como digo que até nos momentos mais difíceis tem o lado positivo, o nome que escolhi para minha página no Facebook e no Instagram foi **@pitadapositiva**.

Depois da consulta com a oncologista, decidi radicalizar e cortar o cabelo, que iria cair com a quimioterapia. Primeiro fiz um corte curto, e, quando percebi que estava começando a queda, raspei na máquina 2. Esse visual durou apenas 5 dias. No dia que raspei na máquina zero, acordei com muita dor no couro cabeludo e com muita queda de cabelo, então optei por raspar. Não é fácil, dá muita insegurança, até porque para muitas mulheres a vaidade está no cabelo. Percebi que a beleza não está no cabelo, mas sim dentro de nós e em nossas atitudes.

Não me adaptei com peruca, não me reconheci ao olhar no espelho, e optei por usar e abusar das amarrações de lenços coloridos, para trazer alegria e positividade. Às vezes, também assumia a careca.

Me adaptei bem com a careca, mas não queria ficar sem sobrancelhas e cílios. Para sobrancelhas, fiz uma técnica chamada "fio a fio" que me ajudou muito quando os pelos caíram, pois, com o desenho feito, era só retocar com lápis universal para sobrancelhas. Para os cílios, eu delineava os olhos em cima e embaixo com lápis preto de olho, e assim fui me adaptando.

Fiquei mais vaidosa depois de ficar careca, não deixava de passar o protetor solar com cor (pra não parecer abatida), lápis nos olhos e sobrancelhas, brincos grandes, batom vermelho e muitos lenços coloridos.

Certa vez me perguntaram se havia "feito a cabeça"; respondi que não tive escolha e só então entendi que a pessoa estava falando de religião. Expliquei que estava fazendo quimioterapia para tratar um câncer e ela respondeu que não parecia, pois estava muito bem, mais bonita e alto astral. Para tudo na vida temos duas opções, enfrentar ou se entregar. Escolhi enfrentar de forma leve e positiva.

Antes de ser diagnosticada, um ano antes, era voluntária de uma ONG para atender pacientes em tratamento oncológico. Depois do diagnóstico me envolvi muito mais para compartilhar experiências e levar informações. Essa ONG, a UNACCAM, além de prestar assistência, capacita pessoas para disseminar informações sobre o câncer. Anualmente, no mês de outubro, é feita uma campanha para alertar sobre a importância do diagnóstico precoce. Em 2015, participei e fui uma das mulheres fotografadas (Figura 18.5).

"Quem procura acha e quem acha cura" – UNACCAM

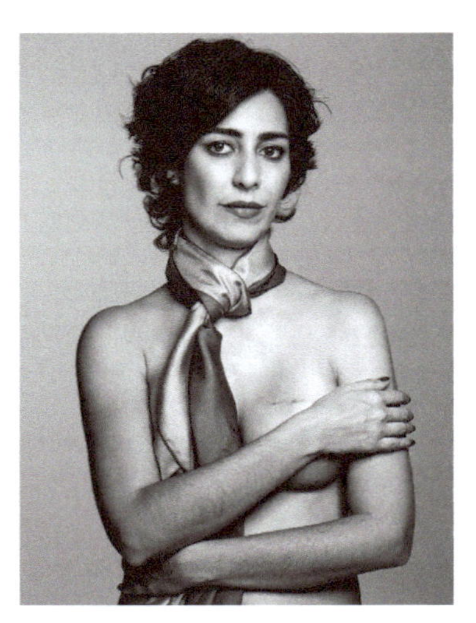

Figura 18.5. Campanha realizada pela UNACCAM.

Fonte: Foto autoral por Nicole Heiniger.

Quando cortei o cabelo curto, doei para uma instituição que faz perucas para pessoas em tratamento oncológico. E hoje o **Circus Hair**, que é o salão que cuida dos meus cabelos, arrecada os cabelos para mim e para o Instituto do Câncer para confecção de perucas, levando alegria e autoestima a muitas pessoas.

Existem muitos projetos que ajudam as pessoas que estão em tratamento oncológico. O **Banco de Lenços Flavia Flores** doa lenços para quem está em tratamento. A mulher se cadastra no *site*, faz uma pequena descrição de como é sua personalidade e preferência de cores e recebe em casa um lenço com um recadinho carinhoso.

Outro projeto de que participei e que amei foi o **De bem com você – a beleza contra o câncer**, que promove oficinas de automaquiagem dando várias dicas para elevar a autoestima durante e após o tratamento. Participando dessas oficinas, a mulher ganha um *kit* com produtos de beleza. Para participar, tem que se inscrever no *site* **www.institutoabihpec.org.br**.

A autoestima ajuda muito no tratamento oncológico. Se estiver bem consigo mesmo, tudo ficará mais leve. Você se alimentará e dormirá melhor, terá mais ânimo, liberará endorfina e ajudará na imunidade. Você deve estar se perguntando por que estou falando tudo isso, não é? É para contar de um projeto muito especial que ajuda resgatar a autoestima não só dos pacientes oncológicos, mas de todos os que têm cicatrizes e querem escondê-las. O tatuador **Sérgio Leds** faz um trabalho lindo de resgate da autoestima cobrindo cicatrizes e reconstruindo a aréola com tatuagem estética e reparadora.

A tatuagem de fênix que fiz para simbolizar minha transformação e renovação pós-câncer foi feita por ele, Sérgio Leds. Eu amei!!!

Muitas ONGs organizam grupos de apoio para pacientes e familiares trocarem experiências e informações sobre o câncer. Esse apoio faz toda a diferença e deixa o tratamento mais leve. Anualmente acontece o **Congresso TJCC (Todos Juntos contra o Câncer)**, que traz informação de qualidade e o que há de mais atual para o tratamento oncológico. Esse congresso é para profissionais da área da saúde, familiares, pacientes oncológicos e qualquer pessoa interessada no assunto.

O que aprendi com todo esse "processo"?

Gosto de falar que foi um "processo" pois mudei muito com o tratamento. Existe a Taluana AC-DC (antes do câncer – depois do câncer). Alguns aprendizados foram:

- **Respeitar o limite do meu corpo:** sou muito ativa e independente. No pós-operatório é normal ficar um pouco debilitada, e temos que respeitar o tempo de recuperação. Durante as quimioterapias, junto com a queda da imunidade, vem um cansaço absurdo, e mais uma vez tive que ter paciência e respeitar o limite do meu corpo. É importante lembrar que a atividade física minimiza os efeitos colaterais do tratamento oncológico, inclusive os calores de quem toma tamoxifeno.
- **Falar "não":** parece fácil, é uma simples palavrinha, mas pra mim não era nada fácil. Tinha receio de magoar as pessoas e, com isso, algumas vezes quem se magoava era eu. Hoje, o "não" faz parte da minha vida.

- Passei a dar mais valor às pequenas coisas e a fazer cada vez mais coisas que amo.
- Melhorei muito a alimentação e a autoestima. E muitas outras coisinhas.

Parece estranho o que vou falar, mas o câncer me trouxe muitas coisas boas. A melhor delas foram as "amigas de peito" (amigas que fiz durante o tratamento), que são para a vida toda. Compartilhamos experiências, alegrias e as dores do tratamento. E claro que também compartilhamos muitas festas para colocar o papo em dia e dar muitas risadas, deixando a vida mais leve.

O "processo" que passei com o câncer me trouxe um autoconhecimento enorme; hoje posso afirmar que esse conhecimento adquirido me tornou muito melhor e continuo em constante transformação, pois descobrir essa "nova Taluana" me fez tão bem, que quero melhorar a cada dia (Figura 18.6).

Sou muito grata, pois o que o câncer me trouxe de positivo é muito maior que as dores e dificuldades que ele traz.

Pra finalizar, tem uma música do Gonzaguinha com a qual me identifico muito:

> *Viver*
> *E não ter a vergonha de ser feliz*
> *Cantar e cantar e cantar*
> *A beleza de ser um eterno aprendiz*
> *Ah meu Deus!*
> *Eu sei que a vida devia ser bem melhor e será*
> *Mas isso não impede que eu repita*
> *É bonita, é bonita e é bonita.*

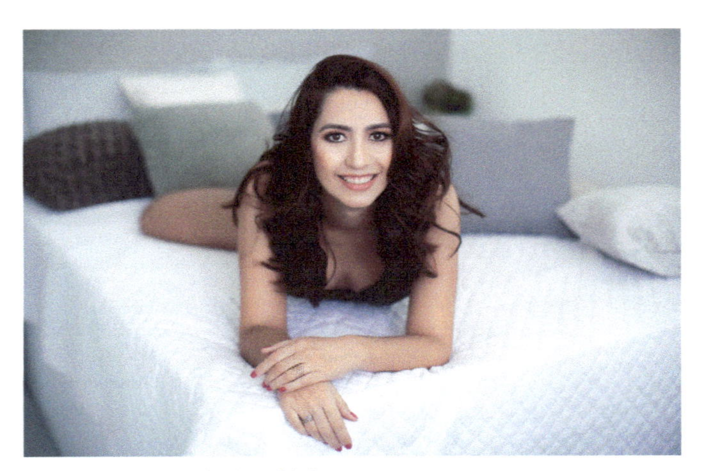

Figura 18.6. "Viver e não ter a vergonha de ser feliz".

Fonte: Foto autoral por Taluana Helena El Jamel.

Sou uma nova mulher depois do câncer, muito melhor e mais feliz!

Gratidão!!!

Índice Remissivo

Observação: números em *itálico* indicam figuras; números em **negrito** indicam tabelas e quadros.